中医经典文库

重辑严氏济生方

宋·严用和 撰

王道瑞 申好真 重辑

中 国 中 医 药 出 版 社

·北 京·

图书在版编目（CIP）数据

重辑严氏济生方 /（宋）严用和撰. —北京：中国中医药出版社，2007. 9（2025.10重印）
（中医经典文库）
ISBN 978-7-80231-264-7

Ⅰ. 重… Ⅱ. 严… Ⅲ. 济生方 Ⅳ. R289.344

中国版本图书馆CIP数据核字（2007）第106274号

中国中医药出版社出版
北京经济技术开发区科创十三街 31 号院二区 8 号楼
邮政编码 100176
传真 010-64405721
廊坊市佳艺印务有限公司印刷
各地新华书店经销

开本 850×1168 1/32 印张 7.625 字数 185 千字
2007年9月第1版 2025年10月第5次印刷
书号 ISBN 978-7-80231-264-7

定价 29.00元
网址 www.cptcm.com

服务热线 010-64405510
购书热线 010-89535836
维权打假 010-64405753

微信服务号 zgzyycbs
微商城网址 https://kdt.im/LIdUGr
官方微博 http://e.weibo.com/cptcm
天猫旗舰店网址 https://zgzyycbs.tmall.com

如有印装质量问题请与本社出版部联系（010-64405510）

《中医经典文库》专家顾问委员会

前　言

中华医药源远流长，中医药理论博大精深，学说纷呈，流派林立，要想真正理解、弄懂、掌握和运用她，博览、熟读历代经典医籍，深入钻研，精思敏悟是必经之路。古往今来，凡是名医大家，无不是在熟读精研古籍名著，继承前人宝贵经验的基础上，厚积薄发、由博返约而成为一代宗师的。

故此，老一辈中医药专家都在各种场合呼吁“要加强经典学习”；“经典是基础，传承是关键”。国家有关行政部门也非常重视，在《国家中长期科学和技术发展规划纲要（2006～2020）》中就明确将“中医药传承与创新”确立为中医药领域的优先主题，国家中医药管理局启动了“优秀中医临床人才研修项目”，提出了“读经典，做临床”的口号。我们推出这套《中医经典文库》，也正是为了给广大中医学子阅读中医经典提供一套系统、精良、权威，经得起时代检验的范本，以倡导研读中医经典之风气，引领中医学子读经典、用经典，为提高中医理论和临床水平打牢根基。

本套丛书具有以下特点：①书目权威：丛书书目先由全国中医各学科的学科带头人、一流专家组成的专家指导委员会论证、筛选，然后经专家顾问委员会审核、确定，均为中医各学科学术性强、实用价值高，并被历代医家推崇的代表性著作，具有很强的权威性；②版本精善：在现存版本中精选其中的最善者作为底本，让读者读到最好的版本；③校勘严谨：聘请具有深厚中医药理论功底、熟谙中医古籍文献整理的专家、学者精勘细校，最大限度地还原古籍的真实面貌，确保点校的高质量。

在丛书出版之际，我们由衷地感谢邓铁涛、朱良春、李经纬、余瀛鳌等顾问委员会的著名老中医、老专家，他们不顾年迈，热情指点，让我们真切感受到老一辈中医药工作者对中医药事业的拳拳挚爱之心；我们还要感谢专家指导委员会的各位专家和直接参与点校整理的专家，他们不辞辛苦，兢兢业业，一丝不苟，让我们充分领略到中医专家的学者风范。这些都将激励我们更加努力，不断进取，为中医药事业的发展贡献出更多无愧于时代的好作品。

中国中医药出版社

2007 年 1 月

重辑说明

《济生方》系南宋·严用和所撰。是书严氏先后分《济生方》(1253年)和《济生续方》(1267年)两部，后世统而称之曰《严氏济生方》。惜原著国内佚散久矣。现行可见者，一为清·乾隆纪昀等从明代《永乐大典》中所辑之《四库全书》本(1956年人民卫生出版社影印，简称“四库”本)，一为浙江中医研究所、湖洲中医院所整理的《重订严氏济生方》(1980年人民卫生出版社出版，简称“重订”本)，后者是据日刊本(摄江安部陆僊甫先生校定，平安甲贺通元先生训点)之《济生方》(1734年平安书铺植村玉枝轩梓行)，《济生续方》(1822年刻本)及朝鲜金礼蒙氏等所编《医方类聚》(1445年)等书整理而成。

《济生方》严氏序云：“论治凡八十，制方凡四百，总为十卷”;《续方》则云：“为方又九十，为评二十四”。《四库》本总为八卷，集医论五十六篇，处方凡二百四十余首。“重订”本未分卷次，而仿《医方类聚》体式，设病门四十一种，载医论八十五篇，集方五百二十余首。

《严氏济生方》医论简明扼要，观点明确，言病之因机脉证并治，丝丝入扣，严谨不苟，其列方既集历代先贤名医之良方，又载己屡验之效方，如归脾汤、加味肾气丸、实脾散等，一直受后世医家所推崇，垂用数百年而不衰。

由于是书古之善本难寻，校雠诚艰。目前唯“重订”本为佳，实为中医文献宝库增辉。今余奉是书为底本，参考《普济方》(明·朱橚等编，1406年)、《医方类聚》、《济生方》(日刊本)等书进行重整，僭曰《重辑严氏济生方》。兹就重辑内容说明如下：

一、体例方面。尊“重订”本而不分卷次，亦效《医方类聚》以门类列诸病，先论后方，条分缕析。但其门类、病证排次则以内科、五官、外科、妇产科为序，且内科以外感为首，五脏六腑虚实为次，依肺、脾、心、肝肾系、杂病等为次第；其方剂排次，以《济生方》为先，《续方》居后，此与“重订”本有异。

二、医论篇名。《济生方》诸医论皆曰“某某论治”，《续方》则悉曰“某某评治”。“重订”本多将“某某评治”改为“又论”。今重辑乃从原著，先列“某某论治”，次列（《续方》）“某某评治”，不予动。

三、略增方剂。本次重辑据《普济方》所载，补“重订”本等所遗枳实柴胡汤、小芎辛汤、还睛散、芙蓉丹四方，皆按门类病证分别补入之。“重订”本载《续方》之方剂时，悉于方名后加“（《续方》）”以明示，重辑仍从之，但所增补四方，由于《普济方》未注明其源自《济生方》，还是《济生续方》，而只笼统曰《济生方》，为此，则作注以明之。

四、关于作注。凡书中引用《内经》、《难经》等典籍内容，皆作注以明其出处；凡书中所载药物属罕见、非常用者，多作注以释之；凡书中列述之名医名著者，亦作注以简介之。

五、关于删改和用字。原著中药物剂量多有“以上各×两（钱）”，今重辑时一律将“以上”二字删去；原著为竖排版式，今改为横排版式，书中凡“右”字，悉改为“上”字；原著中引《内经》、《难经》等经文有误者，凡出入甚者，多据经文以正之。原著为繁体字，今按国家简化字规定，一律用简化字。

重辑既竟，因余学识有限，诚难免纰缪舛误，恐未光《济生》之辉，故谨冀同道高明者指正，以臻至善。

王道瑞　申好真

2007年6月

原 序 一

古人不在朝廷之上，必居医卜之中。虽然医之为艺诚难矣，亦贵乎精者也。所谓精者，当先造于四者之妙而已。古人云：脉病证治是也。夫微妙在脉，不可不察；察之有理，乃知受病之因；得病之因，乃识其证；既识其证，则可详其所治。四者不失，临病之际，可以疗寒以冷，有余者与之，不足者取之，是谓实实虚虚，损不足而益有余。苟不明此，鲜有不致毙者，良可叹哉！

用和幼自八岁喜读书，年十二受学于复真刘先生之门。先生名开，立之其字也。独荷予进，面命心传，既十七，四方士夫，曾不以少年浅学，而邀问者踵至，今留心三十余岁矣。

偶因暇间，慨念世变有古今之殊，风土有燥湿之异，故人禀有厚薄之不齐，若概执古方，往往枘凿[1]之不相入者。辄因臆见，乃度时宜，采古人可用之方，裒所学已试之效，疏其论治，犁为条类，名曰《济生方》。

集既成，不敢私秘，竟锓诸木，用广其传，不惟可以备卫生家缓急之需，抑以示平日师传济生之实意云。

时宝祐癸丑[2]上巳[3]庐山严用和序

---

〔1〕 枘（ruì）凿：即“圆凿而方枘兮”（《楚辞》）之简语，指两不相合之意。枘，榫头；凿，榫眼。

〔2〕 宝祐癸丑：即公元1253年。

〔3〕 上巳：指每年阴历三月上旬巳日。

原 序 二

余夙嗜名书，早[1]即师授，以医道行世五十余年。此因暇日，论治凡八十，制方凡四百，总为十卷，号《济生方》。总[2]而用之，十有五年，收效甚多，然间有前书所未备而不可尽索者，因著《续方》，为方又九十，为评二十四，用锓诸梓，以广其传。或谓古者处剂不过数种，针灸不过数处，君之方奚以多为？余应之曰：医者，意也。意在天地间一息不可间断，续此方所以续此生，请勿多议余。

时咸淳丁卯[3]良月庐山严用和谨书

---

〔1〕早：原书为“蚤”字，属通假字，今改。

〔2〕总：《四库全书·济生方》为“出”字，今据《中国医籍考》改。

〔3〕咸淳丁卯：即公元1267年。

目　录

诸风门……………………………………………………（1）
　中风论治…………………………………………………（1）
诸寒门……………………………………………………（7）
　中寒论治…………………………………………………（7）
　伤寒论治大要……………………………………………（7）
诸暑门……………………………………………………（10）
　中暑论治…………………………………………………（10）
诸湿门……………………………………………………（12）
　中湿论治…………………………………………………（12）
　白虎历节论治……………………………………………（13）
痼冷积热门………………………………………………（15）
　痼冷积热论治……………………………………………（15）
五脏门……………………………………………………（17）
　肝胆虚实论治……………………………………………（17）
　心小肠虚实论治…………………………………………（18）
　脾胃虚实论治……………………………………………（21）
　肺大肠虚实论治…………………………………………（25）
　肾膀胱虚实论治…………………………………………（27）
咳喘痰饮门………………………………………………（30）
　咳嗽论治…………………………………………………（30）
　喘论治……………………………………………………（33）
　痰饮论治…………………………………………………（35）

劳瘵论治 …………………………………… (38)
宿食门 …………………………………… (48)
宿食论治 …………………………………… (48)
呕吐翻胃噎膈门（附：咳逆） ……………… (50)
呕吐论治 …………………………………… (50)
翻胃评治 …………………………………… (52)
五噎五膈论治 ……………………………… (53)
咳逆论治 …………………………………… (54)
胀满门 …………………………………… (56)
胀满论治 …………………………………… (56)
霍乱门 …………………………………… (59)
霍乱论治 …………………………………… (59)
黄疸门 …………………………………… (61)
五疸论治 …………………………………… (61)
大便门 …………………………………… (64)
泄泻论治 …………………………………… (64)
痢疾论治 …………………………………… (66)
秘结论治 …………………………………… (71)
蛊毒门 …………………………………… (74)
蛊毒论治 …………………………………… (74)
惊悸怔忡健忘门（附：虚烦） ……………… (76)
惊悸论治 …………………………………… (76)
怔忡论治 …………………………………… (77)
健忘论治 …………………………………… (78)
虚烦论治 …………………………………… (78)
心腹痛门 ………………………………… (80)
心痛论治 …………………………………… (80)
诸汗门 …………………………………… (83)

自汗论治 …… (83)
眩晕门 …… (85)
眩晕论治 …… (85)
胁痛评治 …… (87)
诸疝门 …… (89)
诸疝论治 …… (89)
阴癞论治 …… (91)
癫痫门 …… (93)
癫痫论治 …… (93)
诸疟门 …… (95)
诸疟论治 …… (95)
水肿门 …… (98)
水肿论治 …… (98)
脚气门 …… (102)
脚气论治 …… (102)
消渴门 …… (106)
消渴论治 …… (106)
小便门 …… (108)
淋利论治（附：尿血） …… (108)
白浊赤浊遗精论治 …… (111)
腰痛门 …… (115)
腰痛论治 …… (115)
诸痹门 …… (118)
五痹论治 …… (118)
癥瘕积聚门 …… (120)
积聚论治 …… (120)
血病门（附：金疮内损瘀血方） …… (124)
失血论治 …… (124)

便血评治…………………………………………………………（126）
金疮内损瘀血方……………………………………………………（127）
诸虚门……………………………………………………………（128）
虚损论治…………………………………………………………（128）
五劳六极论治……………………………………………………（134）
头面门……………………………………………………………（141）
头痛论治…………………………………………………………（141）
眼门………………………………………………………………（144）
眼论治……………………………………………………………（144）
咽喉门……………………………………………………………（148）
咽喉论治…………………………………………………………（148）
耳门………………………………………………………………（150）
耳论治……………………………………………………………（150）
鼻门………………………………………………………………（153）
鼻论治……………………………………………………………（153）
口齿门（附：舌）………………………………………………（156）
口论治……………………………………………………………（156）
唇论治……………………………………………………………（158）
舌论治……………………………………………………………（158）
齿论治……………………………………………………………（160）
痈疽疔肿门（附：瘘）…………………………………………（163）
痈疽论治…………………………………………………………（163）
疔肿论治…………………………………………………………（168）
瘘论治……………………………………………………………（171）
肺痈论治…………………………………………………………（171）
瘿瘤瘰疬门………………………………………………………（173）
瘿瘤论治…………………………………………………………（173）
瘰疬论治…………………………………………………………（174）

五痔肠风脏毒门…………………………………………（176）
五痔论治…………………………………………（176）
肠风脏毒论治…………………………………………（177）
疥癣门…………………………………………（180）
疮疥论治…………………………………………（180）
癣论治…………………………………………（181）
妇人门…………………………………………（182）
妇人论治…………………………………………（182）
血气论治…………………………………………（182）
崩漏论治…………………………………………（184）
带下论治…………………………………………（186）
恶阻论治…………………………………………（188）
子烦论治…………………………………………（189）
滑胎论治…………………………………………（190）
校正时贤胎前十八论治…………………………………………（190）
校正郭稽中产后二十一论治…………………………………………（200）
产后杂病论治…………………………………………（209）
血瘕论治…………………………………………（211）
妇室搐搦论治…………………………………………（212）
求子论治…………………………………………（213）
索引…………………………………………（216）

诸风门

中风论治

医经云：夫风者，百病之长也[1]。由是观之，中风在伤寒之上，为病急卒。岐伯所谓大法有四：一曰偏枯，二曰风痱，三曰风懿，四曰风痹，言其最重者也。外有五脏诸风，皆载之于《千金》矣，兹不复叙。

大抵人之有生，以元气为根，荣卫为本，根气强壮，荣卫和平，腠理致密，外邪客气，焉能为害？或因喜怒，或因忧思，或因惊恐，或饮食不节，或劳役过伤，遂致真气先虚，荣卫失度，腠理空疏，邪气乘虚而入。及其感也，为半身不遂，肌肉疼痛，为痰涎壅塞，口眼㖞斜，偏废不仁，神智昏乱，为舌强不语，顽痹不知，精神恍惚，惊惕恐怖，或自汗恶风，筋脉挛急，变证多端。

治疗之法，当推其所自。若内因七情而得之者，法当调气，不当治风；外因六淫而得之者，亦先当调气，然后依所感六气，随证治之，此良法也。但发直吐沫，摇头上撺，面赤如妆，或头面青黑，汗缀如珠，眼闭口开，声如鼾睡，遗尿不知人者，皆不可治。

《续方》风评治：夫中风者，风气中于人也。卒然中风，神昏如醉，四肢不收，涎潮于上，声如牵锯，牙关紧急，汤药不能

---

[1] 此语出《素问·风论》，但原文为“风者，善行而数变，故风者，百病之长也。”

下咽，命在须臾。但眼闭口开，声如鼾睡，遗尿者，皆所不治。

当此之时，先宜用搐鼻法，俟其喷嚏，即以稀涎散灌之，若气苏神省，却按前方，施以治法。

前贤方论中风无吐法，或为有吐法，考之二者，终不可吐。大率一时气闭不行，痰涎蓄聚，所以昏愦。盖痰涎者，乃养关节之物，岂可吐乎？痰涎既出，关节无所滋助，虽曰苏省，多为偏废之人矣。如稀涎散，不犯银粉药，又不犯藜芦、瓜蒂药，不特不坏脾胃，其效尤著，岂不美欤！

八味顺气散

白术　白茯苓（去皮）　青皮（去白）　香白芷　陈皮（去白）　天台乌药　人参各一两　甘草（炙）半两。

上为细末，每服三钱，水一大盏，煎至七分，温服，不拘时候。仍以酒化苏合香丸间服，有风之人，先宜服此，次进治风药。

小续命汤　治卒中风欲仆，身体缓急，口目不正，舌强不语，奄奄忽忽，神情闷乱。诸风服之皆验，不令人虚。

防己　麻黄（去根节，汤泡）　人参　桂心（不见火）　黄芩　甘草（炙）　白芍药　杏仁（汤浸，去皮尖，炒）　芎䓖各一两　附子（炮，去皮脐）一枚　防风（去芦）一两半

上㕮咀，每服四钱，水一盏半，生姜七片，枣二枚，煎至七分，去滓，温服，不拘时候。恍惚者，加茯神、远志；骨节烦痛[1]有热者，去附子，加秦艽一两。

星附汤　治因虚中风，痰涎壅塞，不省人事，脉来沉伏，服凉药不得者。

附子（去皮、生用）　天南星（生用）各一两　木香半两（不见

---

〔1〕 骨节烦痛：《严氏济生方》平安书铺植村玉枝轩刻本（1734）为“骨烦疼本”，今据《普济方》改。

火）

上㕮咀，每服四钱，水二盏，生姜九片，煎至七分，去滓，温服，不拘时候。兼寒者，当用熟星、附；沉困甚，手足厥冷者，加川乌，名曰三生饮；不效者，加天雄，名曰三建汤；痰涎壅塞，声如牵锯，服药不下，宜于关元、丹田二穴多灸之良。

虎胫骨酒 治中风偏枯半死，行劳得风，若鬼所击，四肢不遂，不能行步。但是一切诸风挛急之证，悉皆治疗。

石斛（去根） 石楠叶 防风（去芦） 虎胫骨（酥炙） 当归（去芦） 茵芋叶 杜仲（锉、炒） 川牛膝（去芦） 芎䓖 金毛狗脊（燎去毛） 川续断 川巴戟（去心）各一两

上件锉如豆大，以绢囊盛药，以酒一斗，渍之十日。每服一盏，烫[1]热服，不拘时候。

二香三建汤 治男子妇人中风虚极，六脉俱微，舌强不语，痰涎并多，精神如痴，手足偏废，不能举运。此等证候，不可攻风，只可扶虚。

天雄（生，去皮用） 附子（生，去皮用） 川乌（生，去皮用）各一两 木香（不见火）半两 沉香（旋磨水入）

上㕮咀，每服四钱，水二盏，生姜十片，煎至七分，去滓，温服，空心食前。

搐鼻法（《续方》） 治卒暴中风，昏塞不省，牙关紧急，药不得下咽者。

细辛（洗去土叶） 猪牙皂角（去子）

上各一钱，研为细末。每用少许，以纸捻蘸药入鼻，俟喷嚏，然后进药。

稀涎散（《续方》） 治风涎不下，喉中作声，状如牵锯。

半夏大者十四枚（生，切片） 猪牙皂角一条（炙）

---

〔1〕 烫：《医方类聚》等本为“荡”，今改。

上作一服，水二盏，煎一盏，去滓，入姜汁少许，温服。不能咽，徐徐灌之。

星香散（《续方》） 治诸风及痰厥。

天南星一两（生用） 木香二钱

上㕮咀，分作二服，水二盏，生姜十片，煎至七分，去滓，温服，不拘时候。

省风汤（《续方》） 治中风痰涎壅塞，口眼㖞斜，半身不遂，不省人事。

半夏（生用） 防风（去芦） 甘草半两（炙） 全蝎（去毒）三个 白附子（生用）木香 天南星（生用）各半两

上㕮咀，每服半两，水二盏，生姜十片，煎至八分，去滓，温服，不拘时候。

豨莶丸（《续方》） 治中风偏风，口眼㖞斜，时吐涎沫，语言謇涩，筋脉拘挛，手足缓弱，伏床不起之证，悉宜服之。久服耳目聪明，髭鬓乌黑，筋力壮健，多有效验。

治中风口眼㖞斜，四肢顽痹。

豨莶草（一名火枕草）

上五月五日、六月六日、七月七日，收采，洗去土，摘其叶，不拘多少，九蒸九曝。每一次蒸，用少酒蜜水洒之，蒸一饭久，曝干，如此九遍蒸曝，日干为末，炼蜜为丸，如梧桐子大。每服百丸，空心食前，温酒、米饮任下。此草多生于沃壤间，带猪莶气[1]者是。

青龙妙应丸 治诸风挛急，遍体疼痛，游走无定，百药之所不效者。

---

〔1〕 猪莶气：《普济方》中载言："此药……盖出处盛在江东，彼土人呼猪为豨，呼臭为莶，气缘此药如猪莶气，故以为名。但经蒸曝莶气自泯。"

穿山甲十五片（石灰炒） 全蝎（去毒）三七个 地龙（去土）一两 蜈蚣七条（生用） 麝香一字（别研） 草乌（生，去皮）一两 没药三钱（别研） 松香半两 斑蝥七个（糯米炒，去头足） 白僵蚕（姜汁炒）半两 五灵脂三钱（去砂石）

上为细末，酒糊为丸，如绿豆大，以青黛为衣。每服二十丸，不拘时候，温酒送下，忌食热物。

加减地仙丹 治风冷邪湿，留滞下焦，足膝拘挛，肿满疼痛，不能步履。

地龙（炒，去土） 五灵脂（去石） 乌药 白胶香（别研） 椒红（炒去汗） 威灵仙 木瓜（去瓤） 赤小豆（炒） 黑豆（炒，去皮） 天仙藤 川乌（炮，去皮） 五加皮 苍术（泔水浸，去黑皮，炒） 木鳖子（去壳油）

上等分，为细末，酒糊为丸，如梧桐子大。每服七十丸，空心，用盐酒、盐汤任下。

寿星丸 治因病惊忧，涎留心胞，精神不守，谵言妄语，不得安卧。

天南星一斤（生用） 琥珀一两（别研） 朱砂（水飞）二两

上为细末，和匀，用生姜自然汁打面糊为丸，如绿豆大。每服四十丸，不拘时候，用人参、石菖蒲煎汤送下，淡姜汤亦得。若心气狂甚，入铁艳粉〔1〕一两。

排风汤 治风湿虚冷，邪气入脏，狂言妄语，精神错乱。肝风发则面青心闷，吐逆呕沫，胁痛头眩，不闻人声，偏枯筋急，曲踡而卧；心风发则面赤，翕然而热，悲伤嗔怒，目张呼唤；脾风发则面黄，身体不仁，不能行步，饮食失味，梦寐颠倒，与亡人相随；肺风发则面白，咳逆，唾脓血，上气奄然而极；肾风发

---

〔1〕 艳粉：《严氏济生方》平安书铺植村玉枝轩刻本（1734）为“艳粉”，而《普济方》作“腻粉”。

则面黑，手足不遂，腰痛难以俯仰，冷痹骨疼。诸有此证，令人心惊，志意不定，恍惚多忘，服此汤安心志，聪耳明目，逐脏腑诸风疾，悉主之。

白术　白鲜皮　芎䓖　白芍药　当归（去芦）　桂心（不见火）　防风（去芦）　杏仁（去皮尖）　甘草（炙）各一两　独活（去芦）　麻黄（去根、节）　茯苓（去皮）各三两

上㕮咀，每服四钱，水一盏半，生姜七片，枣二枚，煎七分，去滓，温服，不拘时候。服之微汗不妨。此药大理荣血，摧抑肝邪。肝实有风，脉来浮实有力，目赤胁疼，口苦心烦，错语多怒，宜加羚羊角；热盛者，加犀角；肝虚有风，脉来浮虚无力，当去麻黄，加黄芪；不能言语者，加荆沥。

换肌丸（《续方》）　治诸癞大风疾。

苦参三两　大风油一两

上将苦参为细末，入大风油及少酒糊为丸，如梧桐子大。每服五十丸，不拘时候，用温酒送下，仍将苦参煎汤带热洗之为佳。

诸寒门

中寒论治

《素问》云：冬三月，是谓闭藏。水冰地坼，无扰乎阳；早卧晚起，必待日光[1]。此去寒就温之意也。不善调摄，触冒之者，卒然眩晕，口噤失音，四肢强直，或洒洒恶寒，或翕翕发热，面赤多汗。大抵中寒脉必迟紧；挟风则脉浮，眩晕不仁；兼湿则脉濡，肿满疼痛。治之之法，切不可妄下妄吐，惟当温散之。

姜附汤 治五脏中寒，口噤，四肢强直，失音不语，或卒然晕闷，手足厥冷。

干姜（炮） 附子（炮，去皮脐） 甘草（炙）各等分

上㕮咀，每服四钱，水一盏半，生姜五片，煎至七分，去滓，温服，食前。挟风不仁，加防风半两；兼湿肿满，加白术半两；筋脉挛急，加木瓜半两；肢节疼痛，加桂心半两。

伤寒论治大要

夫人生天地之间，以气血藉其真，是故天无一岁不寒暑，人无一日不忧苦，故有伤寒、天行瘟疫之病焉。盖冬令为杀厉之气，君子善摄生者，当严寒之时，行住坐卧，护身周密，故不犯寒毒。彼奔驰荷重，劳房之人，皆辛苦之徒耳。当阳闭藏而反扰动之，则郁

〔1〕 此语出《素问·四气调神大论》。

发腠理，津液强渍，为寒所薄，肤腠致密，寒毒与荣卫相浑，当是之时，壮者气行则已，怯者则著而成病矣。不即病者，寒气藏于肌骨之间，春则病温，夏则病热，此皆一气使然也。

古之治法：一日在皮，当摩膏而火灸之；二日在肤，依法针，解肌发散之，汗出而愈；三日在肌，再亦发汗则愈；四日在胸，宜吐之；五日在腹，六日在胃，宜下之。此华佗之治法也。按三阴三阳之法传变，无出仲景之书。盖治伤寒有法，治杂病有方。杂病之方可以异其传，调理伤寒当按定法也，兹不复述。今俱四时，大略用药于后。

春病风寒，头痛发热，身体强痛，宜进**香苏散**〔1〕**或十神汤**〔2〕，或欲发汗，加葱白、姜、豉煎。

夏感风暑，头痛发热，身疼烦渴，宜用**五苓散**〔3〕，或煎葱白汤调服。

秋感风冷，身热头痛，鼻塞咳嗽，宜进**金沸草散**〔4〕。

---

〔1〕香苏散（《和剂局方》）：香附子（炒香，去毛）　紫苏叶各四两　甘草（炙）一两　陈皮（不去白）二两　上为粗末，每服三钱，水一盏，煎七分，去滓，温服，不拘时候，日三服。若作细末，只服二钱，入盐点服。

〔2〕十神汤（《和剂局方》）：川芎　甘草（炙）　麻黄（去根节）　升麻各四两　干葛十四两　赤芍药　白芷　陈皮（去瓤）　紫苏（去粗梗）　香附子（杵，去毛）各四两　上为细末，每服三钱，水一盏半，生姜五片，煎至七分，去滓，热服，不拘时候。

〔3〕五苓散（《和剂局方》）：泽泻二十五钱　白术　猪苓（去皮）　赤茯苓（去皮）各十五两　肉桂（去粗皮）十两　上为细末，每服二钱，热汤调下，不拘时候。服讫多饮热汤，有汗出即愈。

〔4〕金沸草散（《和剂局方》）：旋覆花（去梗）　麻黄（去根节）　前胡（去芦）各三两　荆芥穗四两　甘草（炒）　半夏（汤洗七次，姜汁浸）　赤芍药各一两　上为细末，每服三钱，水一盏半，入生姜三片，枣一个，同煎至八分，去滓，温服，不拘时候。有寒邪则汗出，如风盛则解利。

冬冒风寒，身热头痛，无汗恶寒，宜进**五积散**[1]。

以上方载《和剂局方》中。

枳实柴胡汤[2]治虚烦昏闷，呕逆恶心，往来寒热，胸膈扪之即痛，日晚所发潮热者。

枳实半两（麸炒令紫色，取瓤） 柴胡（去苗）二两 黄芩一两半 人参半两 甘草（炙）一两半

上杵为粗末，每服四钱，水一盏半，生姜三片，枣一枚，同煎至七分，去滓，温服，日三不拘时候。

---

〔1〕 五积散（《和剂局方》）：白芷 川芎 甘草（炙） 茯苓（去皮） 当归（去芦） 肉桂（去粗皮） 芍药 半夏（汤洗七次）各三两 陈皮（去白） 枳壳（去瓤，炒） 麻黄（去根节）各六两 苍术（米泔浸，去皮）二十四两 干姜（爁）四两 桔梗（去芦头）十二两 厚朴（去粗皮）四两 上除肉桂、枳壳二味别为粗末外，一十三味同为粗末，慢火炒令色转，摊冷，次入桂、枳壳末令匀。每服三钱，水一盏半，入生姜三片，煎至一中盏，去滓，稍热服。

〔2〕 枳实柴胡汤：此方补自《普济方·伤寒门》

诸暑门

中暑论治

夫中暑所以脉虚者，盖热伤气而不伤形也。且暑者在天为热，在地为火，在人脏为心。是以暑气伤心，令人身热头痛，状类伤寒，但背寒面垢，此为异耳，甚者昏倒不知人，手足微冷，烦渴口燥，或吐或泻，或喘或满，此皆暑气之所为也。

大抵中暑闷乱，切不可便与冷水及卧冷湿地，得冷则死。唯温养，用布衣蘸热汤，熨脐中及气海，或掬热土圈脐心，乃更溺之，候渐苏醒，以米汤徐徐灌之，然后随证调治。

近来江浙之间中暑，多有搐搦不省人事者，屡见之矣。医经所载，诊其脉浮而虚，盖浮则为风，虚则为暑，此中暑而又伤风，故有是证，俗命名谓之暑风，若作惊痫治之，多治不救。仓卒之际，宜以温热水化苏合香丸灌之，候期稍苏，却以黄连香薷散加羌活煎服，作效者多矣。

二气丹 治伏暑、伤冷，二气交错，中脘痞闷，或头痛恶心，并皆治之。

硝石 硫黄等分

上为末，于银石器内，文武火上，炒令鹅黄色，再研细，用糯米糊为丸，如梧桐子大。每服四十丸，新汲水送下，不拘时候。

水浸丹 治伏暑伤冷，冷热不调，口干烦渴。

黄丹一两一分 巴豆二十五枚（去皮心）

上同研匀，用黄蜡拌作汁，丸如梧桐子大。每服五丸，以冷水浸少顷，别以新汲水吞下。

冷香饮子 治老人虚人，伏暑烦躁，引饮无度，恶心疲倦，服凉药不得者。

草果仁三两 附子（炮，去皮脐） 橘红各一两 甘草（炙）半两

上㕮咀，每服一两，水二碗，生姜十片，煎至半碗，去滓，沉冷，旋旋服，不拘时候。

加味香薷饮 治伏暑伤冷，霍乱转筋，烦渴，心腹撮痛，吐利交作，四肢厥冷。

香薷半斤 扁豆四两 厚朴（姜制，炒）六两 槟榔二两 黄连（去须）三两

上㕮咀，每服四钱，水一盏，用酒半盏，煎至八分，去滓，沉冷服，不拘时候。

诸湿门

中湿论治

《活人书》云：风雨袭虚，山泽蒸气，令人中湿，湿流关节，身体烦痛，其脉沉缓为中湿。

大抵中湿变证万端，挟风者，为烦热，为流走，为拘急；兼寒者，为痛，为浮肿；与风寒二气合则为痹，皆由中湿而后挟以异气而然也。治湿之法，不可大发汗，慎不可以火攻之，唯当利其小便。医经所谓"治湿不利小便，非其治也"。

抚芎汤 治湿流关节，臂疼手重，不可俯仰，或自汗，头眩，痰逆恶心。

抚芎 白术 橘红各一两 甘草（炙）半两

上㕮咀，每服四钱，水一盏半，姜七片，煎至八分，去滓，温服，不拘时候。

渗湿汤 治坐卧湿地，或为雨露所袭，身重脚弱，关节重疼，发热恶寒，或多汗恶风，或腿膝浮肿，或小便不利，大腑溏泄。

白术二两 人参半两 干姜（炮） 白芍药 附子（炮，去皮脐） 白茯苓（去皮） 桂枝（不见火） 甘草（炙）各半两

上㕮咀，每服四钱，水一盏半，生姜五片，大枣一枚，煎至八分，去滓，温服，不拘时候。

羌附汤 治风湿相搏，身体疼烦掣痛，不可屈伸，或身微肿不仁。

羌活（去芦） 附子（炮，去皮脐） 白术 甘草（炙）

上等分，㕮咀，每服四钱，水一盏半，生姜五片，煎至七分，去滓，温服，不拘时候。

白虎历节论治

夫白虎历节病者，世有体虚之人，将理失宜，受风寒湿毒之气，使筋脉凝滞，血气不流，蕴于骨节之间，或在四肢，肉色不变，其病昼静夜剧，其痛彻骨，如虎之啮，名曰白虎之病也。痛如掣者，为寒多；肿满如脱者，为湿多；汗出者，为风多。巢氏云：饮酒当风，汗出入水，遂成斯疾，久而不愈，令人骨节蹉跌，为癫[1]病者，诚有此理也。

羌活汤 治白虎历节，风毒攻注，骨髓疼痛，发作不定。

羌活（去芦）二两 附子（炮，去皮脐） 秦艽（去芦） 桂枝（不见火） 木香（不见火） 川芎 当归（去芦） 川牛膝（去芦，酒浸） 桃仁（去皮尖，麸炒） 骨碎补 防风（去芦）各一两 甘草（炙）半两

上㕮咀，每服四钱，水一盏半，姜五片，煎至七分，去滓，温服，不拘时候。

虎骨散 治白虎风，肢节疼痛，发则不可忍。

虎骨（酥炙）二两 花蛇（酒浸，取肉） 天麻 防风（去芦） 川牛膝（去芦，酒浸） 白僵蚕（炒去丝嘴） 川当归（去芦，酒浸） 乳香（别研） 桂心（不见火）各一两 甘草（炙） 全蝎（去毒）各半两 麝香一钱（别研）

上为细末，每服二钱，温酒调服，或用豆淋酒调服亦可，不拘时候。

蠲痛丸 治诸风历节，令人骨节疼痛、肿满。古今以来，无

〔1〕 癫：《医方类聚》本等为“癫”，今据《普济方》改。

问贵贱，往往苦之，此是风之毒害者也。

治诸风历节疼痛，及手足下侧疼痛。

川乌一枚（生用） 黑豆七七粒（生，去皮） 全蝎二七个（去毒） 地龙（去土）半两 麝香半钱（别研）

上为细末，用清酒糊为丸，如绿豆大。每服十五丸，加至二十丸，临卧膈空，用冷酒吞下，微汗不防。

痼冷积热门

痼冷积热论治

一阴一阳之谓道，偏阴偏阳之谓疾。夫人一身，不外乎阴阳气血相与流通焉耳。如阴阳得其平，则疾不生，阴阳偏胜，则为痼冷积热之患也。所谓痼冷者，阴毒沉涸而不解也；积热者，阳毒蕴积而不散也。故阴偏胜则偏而为痼冷，阳偏胜则偏而为积热。

古贤云：偏胜则有偏害，偏害则致偏绝，不可不察也。太抵真阳既弱，胃气不温，复啖生冷、冰雪，以益其寒，阴冱于内，阳不能胜，遂致呕吐涎沫，畏冷憎寒，手足厥逆，饮食不化，大腑洞泄，小便频数，此皆阴偏胜而为痼冷之证也。其或阴血既衰，三焦已燥，复饵酒、炙、丹石，以助其热，阳炽于内，阴不能制，遂致口苦咽干，涎稠目涩，膈热口疮，心烦喜冷，大便闭结，小便赤淋，此皆阳偏胜而为积热之证也。

施治之法，冷者热之，热者冷之，痼者解之，积者散之，使阴阳各得其平，则二者无偏胜之患矣。

洞阳丹 治阳虚阴盛，手足厥冷，暴吐大下，脉细，羸瘦；伤寒阴证，悉皆治之。

附子（炮，去皮脐） 钟乳粉各二两 天雄（炮，去皮）三两 川乌（炮，去皮）四两 阳起石（火煅）一两 朱砂一两（别研细）

上为细末，酒煮神曲糊为丸，如梧桐子大。每服五十丸，空心，温酒、盐汤任下。

豆附丸 治久虚下寒，泄泻不止，肠滑不禁，日夜无度，全不进食，一切虚实泄泻困乏，并皆治之。

肉豆蔻（面裹煨） 附子（炮，去皮脐） 良姜（锉，炒） 诃子（面裹煨） 干姜（炮） 赤石脂（火煅） 阳起石（火煅） 龙骨（生用） 白矾（枯）各二两 白茯苓（去皮） 桂心（不见火） 细辛（洗）各一两

上为细末，酒煮面糊为丸，如梧桐子大。每服七十丸，空心食前，米饮送下。

利膈汤 治上膈壅热，口苦咽干，痰唾稠黏，心烦喜冷，咽喉生疮疼痛，但是一切上壅之证，皆可服之。

防风（去芦） 鸡苏叶 桔梗（去芦） 牛蒡子 荆芥穗各一两 川升麻 人参 甘草（炙）各半两

上㕮咀，每服四钱，水一盏半，姜五片，煎至八分，去滓，温服，不拘时候。

三黄丸 治三焦积热，头目昏痛，肩背拘急，肢节烦疼，热气上冲，口苦唇焦，咽喉肿痛，痰涎壅滞，眼赤睛疼，及大便秘涩，或下鲜血。

大黄（酒蒸） 黄连（去须） 黄芩各等分

上为细末，炼蜜为丸，如梧桐子大。每服五十丸，不拘时候，用温熟水送下。如脏腑壅实，可加丸数，以利为度。

五脏门

肝胆虚实论治

夫肝者，足厥阴之经，位居东方，属乎甲乙木，开窍于目，候于左胁，其政变动，病发惊骇，藏魂养筋者也，与足少阳胆之经相为表里。

谋虑过制，喜怒不节，疲劳之极，扰乱其经，因其虚实，由是寒热见焉。方其虚也，虚则生寒，寒则苦胁下坚胀，时作寒热，胀满不食，悒悒不乐，如人将捕，眼生黑花，视物不明，口苦头痛，关节不利，筋脉挛缩，爪甲干枯，喜怒悲恐，不得太息，诊其脉沉细而滑者，皆虚寒之候也；及其实也，实则生热，热则心下坚满，两胁下痛，痛引小腹，令人喜怒气逆，头晕眦赤，悒悒先寒后热，颈直背强，筋急不得屈伸，诊其脉浮大而数者，皆实热之候也。脉来弦而长，乃不病之脉；脉来弦而涩，或急而益劲如新张弓弦，或脉至中外急，急如循刀刃，啧啧然如按琴瑟弦者，此皆肝死矣。

治之之法，当分虚实冷热而调之，以平为期。

柏子仁汤 治肝气虚寒，两胁胀满，筋脉拘急，腰、膝、小腹痛，面青口噤。

柏子仁（炒） 白芍药 防风（去芦） 茯神（去木） 当归（去芦，酒浸） 芎䓖 附子（炮，去皮脐）[1] 各一两 细辛（洗去土叶） 桂心（不见火） 甘草（炙）各半两

---

〔1〕 附子炮制悉为“去皮脐”，疑此有遗，今补之。

上㕮咀，每服四钱，水一盏半，姜五片，煎至七分，去滓，温服，不拘时候。

柴胡散 治肝气实热，头痛目眩，眼目赤痛，胸中烦闷，梦寐惊恐，肢节不利。

柴胡（去芦） 地骨皮（去木） 玄参 羚羊角（镑） 甘菊花（去枝梗） 赤芍药 黄芩各一两，甘草（炙）半两

上㕮咀，每服四钱，水一盏半，姜五片，煎至八分，去滓，温服，不拘时候。

茯神汤 治胆气虚冷，头痛目眩，心神恐畏不能独处，胸中满闷。

茯神（去木） 酸枣仁（炒，去壳） 黄芪（去芦） 白芍药 五味子 柏子仁（炒）各一两 桂心（不见火） 熟地黄（洗） 人参 甘草（炙）各半两

上㕮咀，每服四钱，水一盏半，姜五片，煎至七分，去滓，温服，不拘时候。

酸枣仁丸 治胆气实热，不得睡，神思不安。

茯神（去木） 酸枣仁（炒，去壳） 远志（去心，炒） 柏子仁（炒，别研） 防风（去芦）各一两 生地黄（洗） 枳壳（去瓤）各半两 青竹茹二钱半

上为细末，炼蜜为丸，如梧桐子大。每服七十丸，不拘时候，热[1]水送下。

心小肠虚实论治

夫心者，手少阴之经，位居南方，属乎丙丁火，为形之君，

---

〔1〕 热：《普济方》、人民卫生出版社（1980）等印本为“熟”，今从《医方类聚》本改。

外应于舌，主宰一身，统摄诸脏血脉，灌溉溪谷，内润五脏，外卫腠理，与手太阳小肠之经相为表里。

若忧愁思虑伤之，因其虚实，由是寒热见焉。方其虚也，虚则生寒，寒则血脉虚少，时多恐畏，情绪不乐，心腹暴痛，时唾清涎，心膈胀满，好忘多惊，梦寐飞扬，精神离散，其脉浮而虚者，是虚寒之候也。及其实也，实则生热，热则心神烦乱，面赤身热，口舌生疮，咽燥头痛，喜笑恐悸，手心烦热，汗出衄血，其脉洪实者，是实热之候也。诊其脉浮大而散，是不病之脉；反得浮涩而短，或前曲后据，如操带钩，此皆心死矣。

治之之法，热则清之，寒则温之，又当审其所自焉。

补心丸 治忧愁思虑过度，心血虚寒，惊恐不乐，舌强话难，恍惚喜忘，愁恚，面黄，多汗，不进饮食。

紫石英（火煅，研细） 熟地黄（洗） 菖蒲 茯神（去木） 当归（去芦） 附子（炮，去皮脐） 黄芪（去芦） 远志（去心，炒） 川芎 桂心（不见火） 龙齿各一两 人参半两

上为细末，炼蜜为丸，如梧桐子大。每服七十丸，不拘时候，用枣汤下。

心丹（亦名法丹） 此丹颗粒辰砂加心药煮炼。主男子妇人心气不足，神志不宁，忧愁思虑，谋用过度；或因惊恐，伤神失志，耗伤心气，恍惚振悸，差错健忘，梦寐惊魇，喜怒无时；或发狂眩晕，不省人事，及治元气虚弱，唇燥咽干，潮热盗汗，或肺热上壅，痰唾稠黏，咳嗽烦渴；或大病后心虚烦躁，小儿心气虚弱，欲发惊痫；或直视发搐，应是一切心疾，并宜服之。常服养心益血，安魂定魄，宁心志，止惊悸，顺三焦，和五脏，助脾胃，进饮食，聪明耳目，悦泽颜色，轻身耐老，不僭不燥，神验不可具述。

朱砂五十两　新罗[1]人参　远志（去心，甘草煮）　熟地黄（洗净，酒蒸焙）　白术　石菖蒲　当归（去芦，酒浸焙）　麦门冬（去心）　黄芪（去芦）　茯苓（去皮）　茯神（去木）　柏子仁（拣净）　木鳖仁（炒，去壳）　石莲肉（去心，炒）　益智仁各五两

上加人参等十四味，各如法修制，锉碎拌匀，次将此药衮和，以夹生绢袋盛贮，用麻线紧系袋口，于火[2]上安大银锅一口，着长流水，令及七分，重安银罐入白沙蜜二十斤，将药袋悬之中心，勿令著底，使蜜浸袋令没，以桑柴烧锅滚沸，勿令火歇，煮三日，蜜焦黑，换蜜再煮，候七日足，住火取出，淘去众药，洗净砂令干，入牛心内，蒸七次。蒸煮砂时，别安银锅一口，暖水，候大锅水耗，从锅弦添温水，候牛心蒸烂熟，取砂再换牛心，如前法蒸，凡换七次；其砂已熟，即用沸水淘净，焙干，入乳钵，玉杵研，直候十分细，米粽为丸，如豌豆大，阴干。每服十粒至二十粒，食后，参汤、枣汤、麦门冬汤任下。

导赤散　治心脏实热，口干烦渴，或口舌生疮，惊怖不安。

黄连（去须）　麦门冬（去心）　半夏（汤泡七次）　地骨皮（去木）　茯神（去木）　赤芍药　木通（去节）　生地黄（洗）　黄芩各一两　甘草（炙）半两

上㕮咀，每服四钱，水一盏半，姜五片，煎至八分，去滓，温服，不拘时候。

椒附丸　治小肠虚冷，小便频多。

椒红（炒出汗）　桑螵蛸（酒炙）　龙骨（生用）　山茱萸（取肉）　附子（炮，去皮脐）[3]　鹿茸（酒蒸，焙）

上等分细末，酒糊为丸，如梧桐子大。每服七十丸，空心盐

---

〔1〕新罗：古地名，今属朝鲜。

〔2〕火：《医方类聚》等本为“尖”，今据《普济方》改。

〔3〕附子炮制悉为“去皮脐”，疑此有遗，今补之。

汤送下。

赤茯苓汤 治小肠实热，面赤多汗，小便不利。

木通（去节） 赤茯苓（去皮） 生地黄（洗） 黄芩 赤芍药[1] 甘草（炙）[2] 麦门冬（去心）[3]

上等分，㕮咀，每服四钱，水一盏半，生姜五片，煎至八分，去滓，温服，不拘时候。

脾胃虚实论治

夫脾者，足太阴之经，位居中央，属乎戊己土，主于中州，候身肌肉，与足阳明胃之经相为表里。

表里温和，水谷易于腐熟，运化精微，灌溉诸经。若饮食不节，或伤生冷，或思虑过度，冲和失布，因其虚实，由是寒热见焉。方其虚也，虚则生寒，寒则四肢不举，饮食不化，喜噫吞酸；或食即呕吐；或卒食不下，腹痛肠鸣，时自溏泄，四肢沉重，常多思虑，不欲闻人声，梦见饮食不足，脉来沉细软弱者，皆虚寒之候也。及其实也，实则生热，热则心胸烦闷，唇焦口干，身热颊痛，体重腹胀，善饥善瘛，甚则舌根肿强，口内生疮，梦见歌乐，四肢怠堕，脉来紧实者，是实热之候也。况土旺四季各十八日，脉来常欲中缓而短，乃不病之脉也。如乌之喙，如鸟之啄，如屋之漏，如水之溜，此皆脾死矣。

进食散 治脾胃虚寒，或食生冷，或饮食不节，或因思虑伤动冲和之气，胸膈痞塞，腹胀怠堕，全不进食，痰逆恶心，大便溏泄。

---

〔1〕《普济方》中本方药后剂量为“各三分”。

〔2〕《普济方》中本方药后剂量为“半两”。

〔3〕《普济方》中本方药后剂量为“三分”。

半夏曲　肉豆蔻（面裹，煨）　草果仁　高良姜（锉，炒）　麦蘖（炒）　附子（炮，去皮脐）[1]　丁香　厚朴（去皮，姜汁炒）　陈皮（去白）各一两　人参（去芦）　青皮（去白）　甘草（炙）各半两

上㕮咀，每服四钱，水一盏半，生姜五片，枣子一枚，煎至七分，去滓，温服，不拘时候。

六君子汤　治脾脏不和，不进饮食，上燥下寒，服热药不得者。

人参　白术各一两　橘红　半夏（汤洗七次）　枳壳（去瓤，麸炒）　甘草（炙）各半两

上㕮咀，每服四钱，水一盏半，生姜七片，枣子一枚，煎七分，去滓，温服，不拘时候。

荜澄茄丸　治脾胃虚弱，胸膈不快，不进饮食。

荜澄茄不拘多少。

上为细末，姜汁打神曲末，煮糊为丸，如梧桐子大。每服七十丸，食后，淡生姜汤吞下。

附子建中汤　治脾气虚寒，腹胁胀满，身体沉重，面色萎黄，呕吐不食，水谷不化，大腑自利。

肉豆蔻（面裹，煨）　白豆蔻仁　附子（炮，去皮脐）[2]　厚朴（去皮，姜制炒）　白术 干姜（炮）　红豆　神曲（炒）各一两　丁香　胡椒　木香（不见火）　甘草（炙）各半两

上㕮咀，每服四钱，水一盏半，生姜五片，枣子一枚，煎至七分，去滓，温服，不拘时候。

生胃丹　治脾胃不足，痰多呕逆，不思饮食。此药以南星、粟米、黄土为主。盖南星醒脾，粟米养胃，黄土取其以土养土，

---

〔1〕 去皮脐：据《普济方》本改。
〔2〕 去皮脐：据《普济方》本改。

性味和平，大补仓廪，为进食化痰之要剂，真良方也。

大天南星四两（用真黄土半斤，将生姜滓作黄土成面剂，包裹南星，慢火煨香透，去土不用，将南星切碎，焙干，和后药研） 丁香（不见火） 粟米一升（用生姜二斤，和皮擂取自然汁，浸蒸，焙） 木香（不见火） 厚朴（去皮，姜汁制炒） 神曲（炒） 麦蘖（炒） 橘红 防风（去芦） 白术 谷蘖（炒） 缩砂仁 白豆蔻仁 青皮（去白）各一两 半夏曲二两 人参 沉香（不见火） 甘草（炙）各半两

上为细末，泛丸如绿豆大。每服七十丸，不拘时候，淡姜汤送下。

壮脾丸 治脾胃虚寒，饮食不进，心腹胀满，四肢无力，吐逆食不消，或手足浮肿，脏腑溏泄。

豮猪肚一枚（洗净，用造酒大曲四两，同锉厚朴二两、茴香一两，入在肚内，以线缝定，外用葱、椒、酒煮烂，取大曲、茴香、厚朴焙干和后药） 肉豆蔻（面裹，煨） 禹余粮（煅，研极细） 缩砂仁 麦蘖（炒） 神曲（锉，炒） 橘红 附子（炮，去皮脐） 白术各一两 木香（不见火） 丁香各半两

上为细末，用猪肚杵和千百下，丸如梧桐子大。每服五十丸，用米饮送下，不拘时候。

胃丹 朱砂禀太阴之精，不经火煅，以丁、附等脾药，阴炼成丹，平补不僭。善治真阳衰虚，心火怯弱，不养脾土，冲和失布，中州虚寒，饮食不进，胸膈痞塞，或不食而胀满，或已食而不消，痰逆恶心，翻胃吐食，脏气虚寒，米谷不化，心腹绞痛，泄利不止。应是一切脾胃诸疾，不问男子妇人，皆可服之。

朱砂（大块不夹石者）五十两 新罗人参 缩砂仁 肉豆蔻（面裹，煨） 荜澄茄 白豆蔻仁 红豆 高良姜（锉，炒） 附子（炮，去皮脐） 白术 厚朴（姜汁制炒） 丁香（不见火） 藿香叶 五味子 干姜（炮，去土） 胡椒 益智仁 麦门冬（去心） 草果

仁　橘红各四两

上将人参等二十味，各如法修制，锉如豆大；以银锅一口，用白沙蜜五十斤，将药一半同蜜拌匀，入银锅内，以夹生绢袋盛贮朱砂，悬宕锅内，以桑柴火重汤煮四日四夜；换蜜五斤入前药一半和匀，再煮三日三夜，取砂淘净焙干，入乳钵，用玉锤研，直候十分细，米粽为丸，如绿豆大，阴干。每服十粒，加至十五粒，空心食前，用人参汤送下，枣汤亦得。如或呕吐，用淡姜汤送下。忌猪、羊血。

补真丸　大抵不进饮食，以脾胃之药治之多不效者，亦有谓焉。人之有生，不善摄养，房劳过度，真阳衰虚，坎火不温，不能上蒸脾土，冲和失布，中州不运，是致饮食不进，胸膈痞塞，或不食而胀满，或已食而不消，大腑溏泄，此皆真火衰虚，不能蒸蕴脾土而然。古人云：补肾不如补脾[1]。余谓：补脾不若补肾，肾气若壮，丹田火经上蒸脾土，脾土温和，中焦自治，膈开能食矣。

胡芦巴（炒）　附子（炮，去皮脐）　阳起石（煅）　川乌（炮，去皮）　菟丝子（淘净，酒蒸）　沉香（不见火，别研）　肉豆蔻（面裹，煨）　肉苁蓉（酒浸，焙）　五味子各半两　鹿茸（去毛，酒蒸，焙）　川巴戟（去心）　钟乳粉各一两

上为细末，用羊腰子二对，治如食法，葱、椒、酒煮烂，入少酒糊杵和为丸，如梧桐子大。每服七十丸，空心食前，用米饮、盐汤任下。

泻黄散　治脾胃壅实，口内生疮，烦闷多渴，颊痛心烦，唇口干燥，壅滞不食。

藿香叶七钱　石膏（煅）　缩砂仁　山栀子仁　甘草（炙）各

〔1〕此言见《传信适用方》中，“孙兆尝云：补肾不如补脾，脾胃气壮，则能饮食。饮食既进，能主荣卫。荣卫既旺，滋养骨髓，保精益血。”

半两 防风（去芦）四两

上锉碎，同蜜、酒炒香，焙为细末。每服三钱，水一大盏，煎至七分，温服，不拘时候。

枳壳丸 治脾实，心腹壅滞，四肢疼闷，两胁胀满，大小便不利。

皂角一挺（去黑皮，微炒） 枳壳（去瓤，麸炒） 川大黄二两（锉，微炒） 羌活（去芦） 木香（不见火） 橘红 桑白皮（蜜水炙）香白芷各二两

上为细末，炼蜜为丸，如梧桐子大。每服七十丸，空心米饮、姜汤任下。

橘皮竹茹汤 治胃热多渴，呕哕不食。

赤茯苓（去皮） 橘皮（去白） 枇杷叶（拭去毛） 麦门冬（去心） 青竹茹 半夏（汤泡七次）各一两 人参 甘草（炙）各半两

上㕮咀，每服四钱，水一盏半，姜五片，煎至八分，去滓，温服，不拘时候。

肺大肠虚实论治

夫肺者，手太阴之经，位居西方，属乎庚辛金，为五脏之华盖，其气象天，其候胸中之气，布清气于皮肤，其政凉，其令肃，其主魄，是肺之司化也，与手阳明大肠之经相为表里。

贵无偏胜之患，或因叫呼，或过食煎煿，或饮酒过度，或饥饱失宜，因其虚实，由是寒热见焉。方其虚也，虚则生寒，寒则声嘶，语言用力，颤掉缓弱，少气不足，咽中干无津液，虚寒乏气，恐怖不乐，咳嗽及喘，鼻有清涕，皮毛焦枯，诊其脉沉缓者，是肺虚之候也。及其实也，实则生热，热则胸膈满，鼻赤口张，饮水无度，上气咳逆，咽中不利，肩背生疮，尻、阴、股、

膝、髀、腨、胻[1]、足皆痛。脉来浮涩而短者，是不病之脉也；脉来不上不下，如循鸡羽，曰病；按之消索如风吹毛，曰死。

白石英汤 治肺气虚弱，恶寒咳嗽，鼻流清涕，喘息气微。

白石英 细辛（洗去土） 五味子 陈皮（去白） 钟乳粉 阿胶（锉，蛤粉炒） 桂心（不见火） 人参 甘草（炙）各半两 紫菀（洗）一两

上㕮咀，每服四钱，水一盏半，姜五片，煎至八分，去滓，温服，不拘时候。

泻白散 治肺脏气实，心胸壅闷，咳嗽烦喘，大便不利。

桑白皮（炙） 桔梗（去芦，锉，炒） 地骨皮（去木） 半夏（汤泡七次） 瓜蒌子 升麻 杏仁（去皮尖） 甘草（炙）各等分

上㕮咀，每服四钱，水一盏半，生姜五片，煎至八分，去滓，食后温服。

紫菀茸汤 治饮食过度，或叫呼走气，或食煎爆，邪热伤肺，咳嗽咽痒，痰多唾血，喘急，胸满，胁痛，不得安卧。

紫菀茸（洗） 经霜桑叶 款冬花 百合（蒸，焙） 杏仁（去皮尖） 阿胶（蛤粉炒）贝母（去心） 蒲黄（炒） 半夏（汤泡七次）各一两 犀角（镑） 甘草（炙）各半两 人参半两

上㕮咀，每服四钱，水一盏半，生姜五片，煎至八分，去滓，食后温服。

人参荆芥散 治肺感寒邪，或感风热，痰多咳嗽，头目不清，言语不出，咽干痰实，或项背强硬，皮肤不仁。

荆芥穗 麻黄（去根节） 细辛（洗去土）[2] 桔梗（去芦，

---

〔1〕 胻：《医方类聚》等本为“肘”，据《古今图书集成·医部全录》改。

〔2〕 洗去土：《医方类聚》等本为“去土洗”，今从《普济方》所载本方改。

锉，炒）　陈皮（去白）　半夏（汤泡七次）　杏仁（去皮尖）　人参　通草　甘草（炙）各半两

上㕮咀，每服四钱，水一盏半，生姜五片，煎至八分，去滓，食后温服。

诃黎勒丸　治大肠虚冷，肠鸣泄泻，腹胁气痛，饮食不化。

诃黎勒（面裹，煨）　附子（炮，去皮脐）　肉豆蔻（面裹，煨）　木香（不见火）　吴茱萸（去梗，炒）　龙骨（生用）　白茯苓（去皮）　荜茇各半两

上为细末，姜汁煮糊为丸，如梧桐子大，每服七十丸，空心米饮送下。

槟榔丸　治大肠实热，气壅不通，心腹胀满，大便秘实。

槟榔　大黄（蒸）　麻子仁（炒，去壳，别研）　枳实（麸炒）　羌活（去芦）　牵牛（炒）　杏仁（去皮尖，炒）　白芷　黄芩各一两　人参半两

上为细末，炼蜜为丸，如梧桐子大。每服四十丸，空心用熟水送下，以大腑流利为度。

肾膀胱虚实论治

夫肾者，足少阴之经，位居北方，属乎壬癸水，左为肾，右为命门，与足太阳膀胱之经相为表里。

肾精贵乎专涩，膀胱常欲气化者也。若快情纵欲，失志伤肾，过投丹石，因其虚实，由是寒热见焉。方其虚也，虚则生寒，寒则腰背节痛，不能俯仰，足胫痠弱，多恶风寒，手足厥冷，呼吸少气，骨节烦疼，脐腹结痛，面色黧黑，两耳虚鸣，肌骨干枯，小便滑数，诊其脉浮细而数者，是肾虚之候也。及其实也，实则生热，热则舌燥咽肿，心烦咽干，胸胁时痛，喘嗽汗出，小腹胀满，腰背拘急，体重骨热，小便赤黄，足下热痛，诊

其脉浮紧者，是肾实之候也。脉沉濡而滑者，不病之脉也；脉来如引葛，按之益坚者，肾病；至坚而沉，如弹石辟辟然者，死。

十补丸 治肾脏虚弱，面色黧黑，足冷足肿，耳鸣耳聋，肢体羸瘦，足膝软弱，小便不利，腰脊疼痛。但是肾虚之证，皆可服之。

附子（炮，去皮脐） 五味子各二两 山茱萸（取肉） 山药（锉，炒） 牡丹皮（去木） 鹿茸（去毛，酒蒸） 熟地黄（洗，酒蒸） 肉桂（去皮，不见火） 白茯苓（去皮） 泽泻各一两

上为细末，炼蜜为丸，如梧桐子大。每服七十丸，空心盐酒、盐汤任下。

鹿茸丸 治肾虚少气，腹胀腰痛，小腹急痛，手足逆冷，饮食减少，面色黧黑，百节疼痛，日渐无力。

川牛膝（去芦，酒浸） 鹿茸（去毛，酒蒸） 五味子各二两 石斛（去根） 菟丝子（淘净，酒蒸） 棘刺[1] 杜仲（去皮，锉，炒） 川巴戟（去心） 山药（锉，炒） 阳起石（煅） 附子（炮，去皮脐） 川楝子（取肉，炒） 磁石（煅） 官桂（不见火） 泽泻各一两 沉香（别研）半两

上为细末，酒糊为丸，如梧桐子大。每服七十丸，空心盐酒、盐汤任下。

冷补丸 治肾水燥少，不受峻补，口干多渴，耳痒耳聋，腰痛腿弱，小便赤涩，大便或难。

熟地黄（酒蒸，焙） 生地黄（洗） 天门冬（去心） 川牛膝（去芦，酒浸） 白芍药 地骨皮（去木） 白蒺藜（炒） 麦门冬（去心） 石斛（去根） 玄参 磁石（火煅七次，细研，水飞） 沉香（别研，不见火）各等分

---

〔1〕 棘刺：棘，酸枣树。李时珍谓“枣木赤心有刺”，此即枣树刺，主治面目青黄，淋露骨立，能通经脉。

上为细末，炼蜜为丸，如梧桐子大。每服七十丸，空心盐汤、盐酒任下。

玄参汤　治肾脏实热，心胸烦闷，耳听无声，四肢拘急，腰背俯仰强痛。

生地黄（洗）　玄参　五加皮（去木）　黄芩　赤茯苓（去皮）　通草　石菖蒲　甘草（炙）　羚羊角（镑）　麦门冬（去心）各等分

上㕮咀，每服四钱，水一盏半，姜五片，煎至八分，去滓，温服，不拘时候。

阳起石丸　治肾脏虚损，阳气全乏。

阳起石（煅）　韭子（炒）　肉苁蓉（酒浸）　青盐（别研）　菟丝子（水淘净，酒蒸，焙，别研）　鹿茸（酒蒸）　钟乳粉　沉香（别研，不见火）　原蚕蛾（酒炙）　山茱萸（取肉）各半两　桑螵蛸（酒炙）　山药（锉，炒）各半两

上细末，酒糊为丸，如梧桐子大，每服七十丸，空心盐酒、盐汤任下。

韭子丸　治膀胱虚冷，小便白浊滑数，日夜无度。

赤石脂（煅）　韭子（炒）　川牛膝（去芦，酒浸）　牡蛎（煅）　覆盆子（酒浸）　附子（炮，去皮脐）　桑螵蛸（酒炙）　鹿茸（酒蒸，焙）　肉苁蓉（酒浸）　龙骨（生）各一两　鸡膍胵（烧灰）　沉香（镑，不见火）各半两

上为细末，酒糊为丸，如梧桐子大，每服七十丸，空心盐汤、盐酒任下。

葵子汤　治膀胱实热，腹胀，小便不通，口舌干燥，咽肿不利。

赤茯苓（去皮）　木猪苓（去皮）　葵子　枳实（麸炒）　瞿麦　木通（去节）　黄芩　车前子（炒）　滑石　甘草（炙）各等分

上㕮咀，每服四钱，水一盏半，姜五片，煎至八分，去滓，温服，不拘时候。

咳喘痰饮门

咳嗽论治

夫嗽者，古人所谓咳是也。盖皮毛者，肺之合也。皮毛先受邪气，邪气以从其合也。又《经》云：五脏六腑皆令人咳，非独肺也[1]。由是观之，皮毛始受邪气，邪气先从其合，然后传为五脏六腑之咳。外则六淫所伤，内则七情所感，连滞岁月，致伤五脏，遂成劳咳者多矣。

且伤于风者，憎寒身热，自汗恶风而咳；伤于寒者，憎寒身热，无汗恶寒而咳；伤于暑者，烦渴引饮而咳；伤于湿者，骨节烦疼，四肢重著而咳。

喜伤心者，喉中介介如梗状，甚者咽肿喉痹，谓之心咳；怒伤于肝者，两胁下痛，甚则两胠下满，谓之肝咳；思伤脾者，右胁下痛，痛引肩背，甚则不可以动，动则咳剧，谓之脾咳；恐伤于肾者，腰背相引而痛，甚则咳涎，谓之肾咳；忧伤于肺者，喘息有音，甚则唾血，谓之肺咳。

脏咳不愈，则腑受之。心咳不已，小肠受之，咳与气俱失；肝咳不愈，胆受之，咳呕胆汁；脾咳不愈，胃受之，咳而呕，呕甚则长虫出；肺咳不愈，大肠受之，咳而遗矢；肾咳不愈，膀胱受之，咳而遗溺；久咳不愈，三焦受之，咳而腹满，不欲食。此皆聚于胃，关于肺，使人多涕唾，而面浮肿气逆也。又况房劳过度，饥饱失宜，疲极叫呼，劳神伤心，皆令人咳。

---

〔1〕此语出《素问·咳论》。

夫咳嗽之脉，脉大者生，沉小伏匿者死。治疗之法，当推其所自而调之，无不效者矣。今人治咳多喜用罂粟壳、乌梅之类，殊不知罂粟壳其性紧涩，乌梅味酸，乃伤脾之剂，脾胃壮实者，服之犹可，脾胃稍弱者，未见其效，谷气先有所损矣。能慎此者，庶免后患也。

杏子汤 治一切咳嗽，不问外感风寒，内伤生冷，及虚劳咯血，痰饮停积，悉皆治疗[1]。

人参（去芦） 半夏（汤泡七次） 茯苓（去皮） 细辛（洗） 干姜（炮） 官桂（不见火） 杏仁（去皮尖，炒） 白芍药 甘草（炙） 五味子各等分

上㕮咀，每服四钱，水一盏半，生姜五片，煎至七分，去滓，温服，不拘时候。此药味多辛热，其性稍热，若冷嗽则宜服之，如热嗽岂宜服之？若的因感寒得之，宜加少麻黄去根节煎。何以知其感寒，脉息沉紧，身热无汗，恶寒而咳者是也。

橘苏散 治伤风咳嗽，身热有汗，伤风浮脉；病人挟热，服杏子汤不得者，此药稳当。

橘红 紫苏叶 杏仁（去皮尖） 五味子 半夏（汤泡七次） 桑白皮（炙） 贝母（去心） 白术各一两 甘草（炙）半两

上㕮咀，每服四钱，水一盏半，生姜五片，煎至八分，去滓，温服，不拘时候。

白术汤 治五脏受湿，咳嗽痰多，上气喘急，身体痛重，脉来濡细。

白术二两 五味子 半夏（汤泡七次） 白茯苓（去皮） 橘红各一两 甘草（炙）半两

上㕮咀，每服四钱，水一盏半，生姜五片，煎至八分，去滓，温服，不拘时候。

---

[1] 此方取《和剂局方》所论。

团参饮子 治病因抑郁忧思喜怒，饥饱失宜，致脏气不平，咳嗽脓血，渐成肺痿；憎寒壮热，羸瘦困顿，将成劳瘵。

人参 紫菀茸（洗） 阿胶（蛤粉炒） 百合（蒸） 细辛（洗，去叶土）款冬花 杏仁（去皮尖，炒） 天门冬（汤浸，去心） 半夏（汤泡七次） 经霜桑叶 五味子各一两 甘草（炙）半两

上㕮咀，每服四钱，水一盏半，生姜五大片，煎至七分，去滓，食后温服。因气而咳者，宜加木香；咳而唾血有热者，加生地黄；咳而唾血有寒者，加钟乳粉；因疲极而咳嗽者，加黄芪；因咳损而唾血者，加没药、藕节；咳而呕逆，腹满不食者，加白术，仍倍加生姜；咳而小便多者，加益智仁；咳而大便溏者，去杏仁，加钟乳粉；咳而面浮气逆者，加沉香、橘皮[1]煎。

半夏丸（《续方》） 治肺脏蕴热痰嗽，胸膈塞满。

瓜蒌子（去壳，别研） 半夏（汤泡七次，焙，取末）各一两

上件和匀，生姜自然汁打面糊为丸，如梧桐子大。每服五十丸，食后，用姜汤送下。

诃子饮（《续方》） 治久嗽，语声不出。

诃子（去核）一两 杏仁（泡，去皮尖）一两，通草二钱半。

上㕮咀，每服四钱，水一盏半，煨生姜切五片，煎至八分，去滓，温服，食后。

百花膏（《续方》） 治喘嗽不已，或痰中有血。

款冬花 百合（蒸，焙）

上等分，为细末，炼蜜为丸，如龙眼大。每服一丸，食后临卧细嚼，姜汤咽下，噙化尤佳。

---

〔1〕 橘皮：《医方类聚》、《普济方》皆为“柑皮”。

喘论治

《素问》云：诸气者皆属于肺[1]。诸喘者亦属于肺[2]。是以人之一呼一吸谓之息，呼吸之间，脾受其气通乎荣卫，合乎阴阳，周流一身，无过不及，然后权衡得其平矣。将息失宜，六淫所伤，七情所感，或因坠堕惊恐，渡水跌仆，饱食过伤，动作用力，遂使脏气不和，荣卫失其常度，不能随阴阳出入以成息，促迫于肺，不得宣通而为喘也。

诊其脉滑，手足温者生；脉涩，四肢寒者死，数者亦死，谓其形损故也。更有产后喘急，为病尤亟，因产所下过多，荣卫暴竭，卫气所主，独聚于肺，故令喘急，谓之孤阳绝阴，为难治。

治疗之法，当推其所感，评其虚实冷热而治之。如产后喘急，已载于妇人产后十六论中矣，兹不再叙。亦有痰停胃脘，痰与气搏，肺道壅塞，亦令人上气，此又不可不知也。

《续方》喘嗽评治：夫喘者，上气也；嗽者，古人所谓咳也。《经》云：诸气者皆属于肺。肺主皮毛，皮毛先受邪气，邪气以从其合也，则知喘嗽之疾，关乎肺明矣。但久嗽不已，传于五脏六腑，至于三焦，病之极也。前书所载论治，洞究其源，兹举大略，不复再叙，续添已效之方，具列于后。临病之际，又加审订，对证用之，以平为期。

华盖散 治风寒冷湿之气，伤于肺经，上气喘促不得睡，或

---

〔1〕 此语出《素问·五脏生成论》。

〔2〕 此语《素问》中未明言，但其《内经》均有所论。如《素问·刺禁论》云："肺为喘逆仰息"。《素问·至真要大论》云："诸气膹郁皆属于肺"，"诸痿喘呕皆属于上"。《灵枢·经脉》篇云："肺所生病者，咳，上气喘渴……"

声音不出者。

杏仁（去皮尖，炒）　紫苏子（微炒）　麻黄（去根节）　赤茯苓（去皮）　橘红　桑白皮（炙）各一两　甘草（炙）半两

上为细末，每服二钱，水一盏，煎至七分，食后温服。

葶苈散　治过食煎煿，或饮酒过度，致肺壅喘不得卧，及肺痈咽燥不渴，浊唾腥臭。

甜葶苈（炒）　桔梗（去芦）　瓜蒌子　川升麻　薏苡仁　桑白皮（炙）　葛根各一两　甘草（炙）半两

上㕮咀，每服四钱，水一盏半，生姜五片，煎至八分，去滓，食后温服。

二黄丸　治停痰在胸[1]，喘息不通，呼吸欲绝。

雌黄一钱　雄黄一两

上二味，研罗极细，用黄蜡为丸，如弹子大。每服一丸，于半夜时熟煮糯米粥，乘热以药投在粥内，搅转和粥吃。

杏参饮　治因坠堕惊恐，渡水跌仆，疲劳筋力，喘急不安。

人参　桑白皮　橘红　大腹皮　槟榔　白术　诃子（面裹煨，取肉）　半夏（汤泡七次）　桂心（不见火）　杏仁（去皮尖，炒）　紫菀（洗）　甘草（炙）

上等分，㕮咀，每服四钱，水一盏半，生姜五片，入紫苏叶七叶，煎至七分，去滓，温服，不拘时候。

四磨汤　治七情伤感，上气喘息，妨闷不食。

人参　槟榔　沉香　天台乌药

上四味，各浓磨水，和作七分盏，煎三五沸，放温服。或下

〔1〕胸：《医方类聚》、《普济方》皆为“胃”字。

养正丹[1]尤佳。

定喘丹（《续方》） 治男子妇人，久患咳嗽，肺气喘促，倚息不得睡卧，齁船嗽亦宜服之。

杏仁（去皮尖，炒，别研） 马兜铃 蝉蜕（洗去土并足翅，炒）各一两 煅砒一钱（别研）

上件为末，蒸枣肉为丸，如葵子大。每服六七丸，临睡用葱、茶清放冷送下。忌热物。

人参胡桃汤（《续方》） 治胸满喘急，不能睡卧。

新罗人参（寸许，切片） 胡桃五个（取肉，切片）

上作一服，用水一小盏，生姜五片，煎至七分，去滓，临卧温服。

杏仁煎（《续方》） 治久患肺喘，咳嗽不已，睡卧不得，服之即定。

杏仁（去皮尖） 胡桃肉

上等分，研为膏，入炼蜜少许，丸如弹子。每服一丸或二丸，细嚼，用姜汤咽下，食后及临卧服。

痰饮论治

饮凡有六，即悬饮、溢饮、支饮、痰饮、留饮、伏饮，巢氏载之详矣[2]。庞安常云：人身无倒上之痰，天下无逆流之水。

---

〔1〕 养正丹（《和剂局方》）：水银 硫黄（研细） 朱砂（研细） 黑锡（去滓称与水银结砂）各一两。用黑盏一只，火上熔黑锡成汁，次下水银，以柳枝子搅匀，次下朱砂，搅令不见星子，放下少时，方入硫黄末，急搅成汁和匀，如有焰以醋洒之，候冷取出，研如粉极细，用糯米粉煮糊为丸，如绿豆大。每服二十丸，加至三十丸，盐汤下。此药升降阴阳，既济心肾，空心食前，枣汤送下，神效不可具述。

〔2〕 此指隋·巢元方等所撰《诸病源候论》。

诚哉斯言！以此思之，人之气道贵乎顺，顺则津液流通，决无痰饮之患。调摄失宜，气道闭塞，水饮停于胸膈，结而成痰。其为病也，症状非一，为喘、为咳、为呕、为泄、为眩晕、心嘈怔忡、为愪懹寒热疼痛、为肿满挛癖、为癃闭痞隔，未有不由痰饮之所致也。

诊其脉偏弦为饮，浮而滑亦为饮也。观夫治饮之法，或下、或汗、或温、或利，此固定法。愚者之见，温利之差，可以无害；汗下之错，为病不浅矣。不若顺气为先，分导次之，气顺则津液[1]流通，痰饮运下，自小便中出。有病喜吐痰唾，服八味丸而作效者，亦有意焉。王叔和云：肾寒多唾。盖肾为水之官，肾能摄水，肾气温和则水液运下，肾气虚寒则邪水溢上。其间用山茱萸、山药辈取其补，附子、肉桂取其温，茯苓、泽泻取其利，理亦当矣。临病之际，又加详审焉。

又痰饮论：夫嗽者，五脏皆有嗽，皆因内伤脾胃，外感风邪，皮毛属肺，风寒随玄府而入，腠理开张，内外相合，先传肺而入，遂成咳嗽，乃肺寒也。寒化热，热则生痰喘满也。《经》云：喉中介介如梗状[2]，甚则嗽血也，胸满气喘，痰盛稠黏，皆肺气热也。

导痰汤　治一切痰厥，头目眩晕[3]，或痰饮留积不散，胸膈痞塞，胁肋胀满，头痛吐逆，喘急痰嗽，涕唾稠黏，坐卧不安，饮食可思。

半夏（汤泡七次）四两　天南星（炮，去皮）　橘红　枳实（去瓤，麸炒）　赤茯苓（去皮）各一两　甘草（炙）半两

---

〔1〕津液：平安书铺植村玉枝轩刻本（1734年）为“精液”，今据《医方类聚》改。

〔2〕此语出《素问·咳论》，但此句后则非《内经》所言。

〔3〕眩晕：《医方类聚》等本作“旋运”，属通假，今改。

上㕮咀，每服四钱，水二盏，生姜十片，煎八分，去滓，温服，食后。

槟榔散 治胸膈痰饮，腹中虚鸣，食不消化，或加呕逆，或臂痛项疼。

槟榔 半夏（汤泡七次） 杏仁（去皮尖，炒） 桔梗（去芦，锉炒） 橘红 旋覆花（去枝梗） 干姜（炮） 白术各一两 人参 甘草（炙）各半两

上㕮咀，每服四钱，水一盏半，生姜五片，煎至八分，去滓，温服，不拘时候。

枳术汤 治饮癖气分，心下坚硬如杯，水饮不下。

肉桂（去皮，不见火）三分 附子（炮，去皮脐） 细辛（洗去土叶） 白术各一两 桔梗（去芦，锉，炒） 槟榔 甘草（炙）各三分 枳实（麸炒）二分

上㕮咀，每服四钱，水一盏半，生姜七片，煎至七分，去滓，温服，不拘时候。

赤石脂散 治引饮过多，遂成痰饮，吐水无时，服诸痰药不效者。

赤石脂（煅）二两

上为细末，每服二钱，用姜汤，或酒调服，不拘时候。

五套丸 治胃气虚弱，三焦痞塞，不能宣行水谷，故为痰饮。结聚胸臆之间，令人头日昏眩，胸膈胀满，咳嗽气急，呕逆腹痛；伏于中脘，亦令臂疼不举，腰脚沉重；久而不散，流入于脾，脾恶湿，得水则胀，胀则不能消化水谷，又令腹中虚满而不食也。

半夏一两（切破） 天南星一两（每个切作十数块，二味洗，水浸三日，每日易水，次用白矾三两，研碎调入内，再浸三日，洗净，焙） 干姜（炮） 高良姜（锉，炒） 白茯苓（去皮） 白术各一两 木香（不见火） 丁香（不见火） 青皮（去白） 陈皮（去白）各半两

上十味为细末，用神曲一两，大麦蘖二两，同碾取末，打糊和药为丸，如梧桐子大。每服三十丸至五十丸，温熟水送下，不拘时候。常服温脾胃，去宿冷，消留滞，化饮食，辟雾露风冷，山岚瘴疠不正非时之气。但是酒癖停饮，痰水不消，累服汤药不能作效者，服之如神。

二生汤 专治痰。

附子（生，去皮脐） 半夏（生用）

上等分，㕮咀，每服四钱，水二盏，生姜十片，煎至七分，去滓，温服，空心。入少木香煎尤佳。

劳瘵论治

夫劳瘵一证，为人之大患。凡受此病者，传变不一，积年染疾，甚至灭门，可胜叹哉！大抵合而言之，曰传尸，别而言之，曰骨蒸、殗殜、复连、尸疰、劳疰、蛊疰、毒疰、热疰、冷疰、食疰、鬼疰是也。夫疰者，注也；自上注下，病源无异，是之谓疰。又其变则有二十二种，或三十六种，或九十九种。又有所谓五尸者，曰蜚尸、遁尸、寒尸、丧尸、尸注是也。其名不同，传变尤不一，感此疾而获安者，十无一二也。

大抵五脏所传，皆令人憎寒发热，其症状各异。有如传之于肝，则面白目枯，口苦自汗，心烦惊怖；传之于心，则面黑鼻干，口疮喜忘，大便或秘或泄；传之于脾，则面青唇黄，舌强喉梗，吐涎体瘦，饮食无味；传之于肺，面赤鼻白，吐痰咯血，喘嗽毛枯；传之于肾，则面黄耳枯，胸满胻痛，白浊遗沥。

又有二十四种劳蒸者，亦可因证验之。蒸在心也，少气烦闷，舌必焦黑；蒸在小肠也，腹内雷鸣，大肠或秘或泄；蒸在肝也，目昏眩晕，躁怒无时；蒸在胆也，耳聋口苦，胁下坚痛；蒸在肾也，耳轮焦枯，腰脚酸痛；蒸在右肾也，情意不定，泄精白絮；蒸在肺也，喘嗽咯血，声音嘶远；蒸在大肠也，右鼻干疼，大肠隐痛；蒸在脾也，唇口干燥，腹胁胀满，胃寒不食；蒸在胃也，鼻口干燥，腹膨自汗，睡卧不宁；蒸在膀胱也，小便黄赤，凝浊如膏；蒸在三焦也，或寒或热，中脘膻中时觉烦闷；蒸在膈也，心胸噎塞，疼痛不舒；蒸在宗筋也，筋脉纵缓，小腹隐痛，阴器自强；蒸在回肠也，肛门秘涩，传导之时，里急后重；蒸在玉房也，男子遗精，女子白淫；蒸在脑也，眼眵头眩，口吐浊涎；蒸在皮也，肌肤鳞起，毛折发焦[1]；蒸在骨也，板齿黑燥，大杼酸疼；蒸在髓也，肩背疼倦，胻骨酸痛；蒸在筋也，眼昏胁痛，爪甲焦枯；蒸在脉也，心烦体热，痛刺如针；蒸在肉也，自觉身热，多不奈何，四肢瞤动；蒸在血也，毛发焦枯，有时鼻衄，或复尿血。详诸病证，大略如斯。若究其根，惟心肺受虫啮，祸之甚也。

治法：先宜去根，次须摄养调治，亦有早灸膏肓俞、崔氏穴而得愈者。若待其根深蒂固而治之，则无及矣。平时得三五方，用之颇验，谩录于后，以为备治。

鳖甲地黄汤 治热劳，手足烦，心怔忡，妇人血室有干血，身体羸瘠，饮食不为肌肉。

柴胡（去芦） 当归（去芦，酒浸） 麦门冬（去心） 鳖甲（醋炙） 石斛（去根） 白术 熟地黄（酒浸，焙） 茯苓（去皮） 秦艽（去芦）各一两 人参 肉桂（不见火） 甘草（炙）各半两

上㕮咀，每服四钱，水一盏半，生姜五片，乌梅少许，煎至七分，去滓，温服，不拘时候。此药专治热劳，其性差寒，脾胃强者方可服饵；虚甚而多汗者，不宜服。

黄芪饮子 治诸虚劳损，四肢倦怠，骨节酸疼，潮热乏力，

---

〔1〕发焦：平安书铺植村玉枝轩刻本（1734 年）为“发黑”，今据《普济方》改。

自汗怔忡，日渐黄瘦，胸膈痞塞，不思饮食，咳嗽痰多，甚则唾血。

黄芪（蜜炙）一两半　当归（去芦，酒浸）　紫菀（洗，去须）　石斛（去根）　地骨皮（去木）　人参　桑白皮　附子（炮，去皮脐）　鹿茸（酒蒸）　款冬花各一两　半夏（汤泡七次）　甘草（炙）各半两

上㕮咀，每服四钱，水一盏半，生姜七片，枣一枚，煎至七分，去滓，温服，不拘时候。此药温补荣卫，枯燥者不宜进；唾血不止者，加阿胶、蒲黄各半两。

蛤蚧丸　治积劳咳嗽，日久不瘥。

蛤蚧一枚（酥炙）　皂角（不蛀者，酥炙，去皮子）两锭　款冬花　木香（不见火）　杏仁（去皮尖，童子小便浸一昼夜，控干，蜜炒）　天麻　半夏（汤泡七次）　熟地黄（酒蒸，焙）　五味子各一两　丁香半两

上为细末，炼蜜为丸，如梧桐子大。每服十五丸，加至二十丸，食后生姜汤下。

太上混元丹　河车者，天地之先，阴阳之祖，乾坤之橐龠，铅汞之匡廓，胚腪将兆，九九数足，我则载而成之，故谓之河车。《历验篇》中，名曰混沌皮。盖亦生天地阴阳之始，为七十二丹之首，高士垂慈，始开端绪。太上云：若欲长生，当修所生；人之所生，实资于此。所以成功灵应，非金石草木夜露晓霜之所比伦。修真之士，服之不辍，诚足以还本元补益之道，真得其真。

紫河车一具（用少妇首生男者良，带子全者，于东流水洗断血脉，入麝香二钱在内，以线缝定，用生绢包裹，悬胎于砂瓮内，入无灰酒五升，慢火熬成膏子）　沉香（别研）　朱砂（别研，水飞）各一两　人参　苁蓉（酒浸）　乳香（别研）　安息香（酒煮，去砂石）各二两　白茯苓（去皮）三两

上为细末，入河车膏子和药末，杵千百下，丸如梧桐子大。每服七十丸，空心，温酒送下，沉香汤尤佳。详此丹以紫河车为主，但佐使之药太轻，无病人久服可以轻身延年，补损扶虚；而若病重之人服之，却宜用增添之法也。

男子真阳气衰，荣卫虚耗，腰背疼痛，自汗怔忡，痰多咳喘，梦遗白浊，潮热心烦，脚膝无力，宜于内加：鹿茸（酒蒸）、川巴戟（去心）、钟乳粉、阳起石（火煅）、附子（炮，去皮脐）、黄芪（去芦）各二两、桑寄生（无则以川续断代）、生鹿角（镑）、龙骨、紫菀各一两。上依前法修制，和前药末，杵和前膏子为丸，汤使如前，或沉香汤下。

妇人血海虚损，荣卫不足，多致潮热心烦，口干喜冷，腹胁刺痛，腰痛腿痛，痰多咳嗽，惊惕怔忡，经候不调，或闭断不通，宜于内加：当归（去芦，酒浸）、石斛（去根）、紫石英（煅，醋淬七次，水飞）、柏子仁（微炒，别研）、鹿茸（酒浸）、鳖甲（醋炙）各二两、卷柏叶一两、川牛膝（去芦，酒浸）一两半。上依前法修制，和前药末，杵和前膏子为丸，汤使如前任下。虚寒者，加炮熟附子二两；咳嗽者，加紫菀茸二两。

经效阿胶丸 治劳嗽，并咳血、唾血。

阿胶（蛤粉炒） 生地黄（洗） 卷柏叶（锉，炒） 山药（锉，炒） 大蓟根 五味子 鸡苏各一两 柏子仁（炒，别研） 人参 茯苓（去皮） 百部（洗，去心） 防风（去芦） 远志（甘草水煮，去心） 麦门冬（去心）各半两

上为细末，炼蜜为丸，如弹子大。每服一丸，细嚼，浓煎小麦汤或麦门冬汤咽下。

地仙散 治骨蒸肌热，一切虚劳烦躁，生津液。

地骨皮（去木）二两 防风（去芦）一两 甘草（炙）半两

上㕮咀，每服四钱，水一盏半，生姜五片，煎至八分，去滓，温服，不拘时候。

崔丞相灸劳法 《外台秘要》：崔相家传方及王宝臣经验方悉编载[1]，然皆差误，毗陵郡有石刻最详[2]，予取诸本参校成此一书，比古方极为委曲，依此治人未尝不验，往往一灸而愈。予在宜城，久病虚羸，亦用此而愈。

唐中书侍郎崔知悌序

夫含灵受气，禀之于五行，摄生乖理，降之以六疾。若《岐黄广记》，蔚有旧经，攻灸兼行，显著斯术。骨蒸病者，亦名传尸，亦谓殗殜，亦称复连，亦曰无辜。丈夫以癖气为根，妇人以血气为本，无问少长，多染此疾，婴孺之流，传注更苦。其为状也，发干而耸，或聚或分，或腹中有块，或脑后两边有小结，多者乃至五六，或夜卧盗汗，梦与鬼交，虽目视分明，而四肢无力，或上气食少，渐就沉羸，纵延日时，终于殪尽。

予昔忝洛州司马[3]，尝三十日灸治一十三人，前后瘥者，数踰二百。至于狸骨獭肝，徒闻曩说，金牙铜鼻，罕见其能，未若此方扶危拯急[4]，非止单攻骨蒸，又别疗气、疗风，或瘴、或劳、或邪、或癖。患状甚广，救愈亦多不可具录[5]，略陈梗概，又恐传授讹谬，以误将来，今具图形状，庶令览者易悉，使所在流布，颇用家藏，未暇外请名医，傍求上药，还魂返魄，何

---

〔1〕 平安书铺植村玉枝轩刻本为“崔相家传方宝吕经验方悉编载”，今据《普济方》改。

〔2〕 平安书铺植村玉枝轩刻本为“毗陵群有不刻最详”，今据《普济方》改。

〔3〕 平安书铺植村玉枝轩刻本为“予昔参洛阳司马”，今据《外台秘要》改。

〔4〕 平安书铺植村玉枝轩刻本为“未若此方扶危极急”，今据《外台秘要》改。

〔5〕 平安书铺植村玉枝轩刻本为“灸治者不可具录”，今据《外台秘要》改。

难之有！遇斯疾者，可不务乎？

取穴法

先两穴：令患人平身正立，取一细绳，蜡之勿令展缩，顺脚底贴肉坚踏之，男左女右，其绳前头与大踇趾端齐，后头令当脚跟中心向后引绳，循脚肚贴肉直上至曲脉[1]大横纹截断。又令患人解发分两边令见头缝，自囟门平分至脑后，乃平身正坐，取向所截一头，令与鼻端齐，引绳向上正循头缝至脑后，贴肉下循脊骨，引绳向下至绳尽处当脊骨，以墨点记之（墨点不是灸处）。又取一绳子，令患人合口，将绳子按于口上两头至吻，却钩起绳子中心至鼻柱根下如△，此便齐两吻截断，将此绳展令直，于前来脊骨上墨点处横量取平，勿令高下（绳子先中折，当中以墨记之，却展开绳子横量，以绳子上墨点正脊骨上，墨点为正，两头取平，勿令高下），于绳子两头以白圈记（白圈是灸处）。

以上是第一次点二穴。

次二穴：令其人平身正坐，稍缩臂膊，取一绳绕项向前双垂与鸠尾齐（鸠尾是心歧骨，人有无心歧骨者，至双胸前两歧骨下量取一寸，即鸠尾是也），即双截断；却背翻绳头向项后，以绳子中停取心，正当喉咙结骨上，其绳两头夹项双垂，循脊骨以墨点记之（墨点不是灸处）。又取一绳子，令其人合口，横量齐两吻截断，还于脊骨上，以墨点横量如法，绳子两头以白圈记之（白圈是灸处）。

以上是第二次点穴。通前共四穴，同时灸日别各七壮至二七壮，累灸至一百壮或一百五十壮为妙，候疮欲瘥，又依后法灸二穴。

又次二穴：以第二次量口吻绳子，于第二次双绳头尽处墨点上当脊骨直上下竖点，令绳中停中心在墨点上，于上下绳尽头，以白圈两穴（白圈是灸处）。

以上是第三次点两穴，谓之四花。灸两穴各百壮，三次共六

---

〔1〕脉（音 qiū）即腘窝处。

穴，各取离日量度讫即下火，唯须三月三日艾最佳，疾瘥百日内慎饮食房室，安心静处将息。若一月后觉未瘥，复初穴上再灸。

图形状于后：

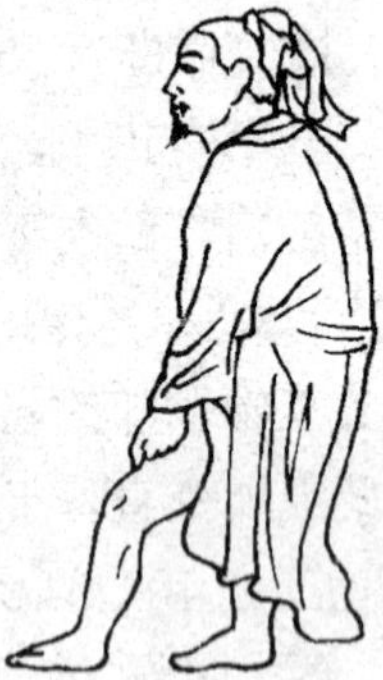

图一　自大蹈趾端当脚根向后至曲脷大横纹名委中穴

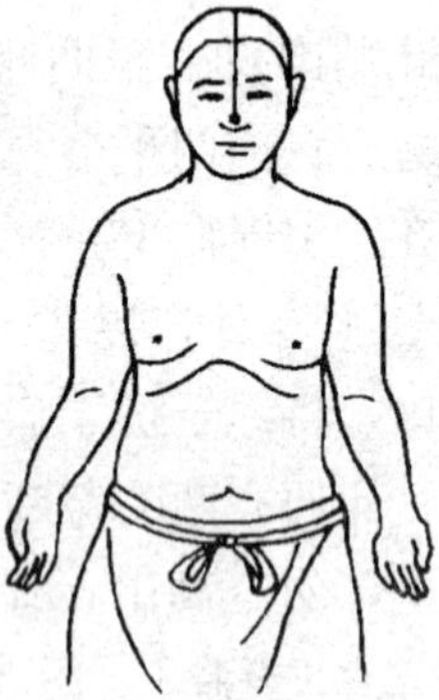

图二　自鼻端量向上循头缝至脑后名哑门禁穴

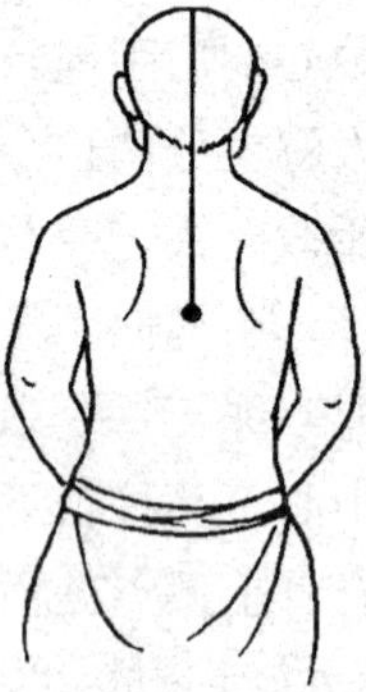

图三　循脊骨引绳头向下至绳尽处当脊骨以墨点之

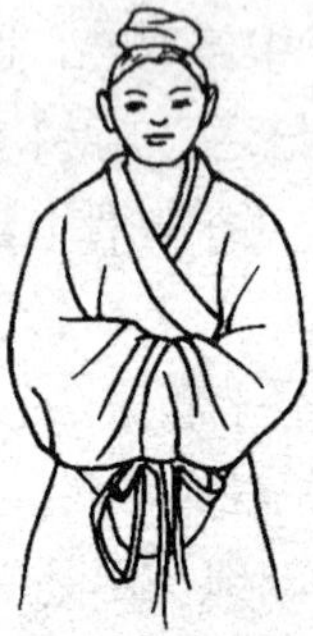

图四　合口以绳子按于口上钩起绳子中心至鼻柱上便齐两吻截断

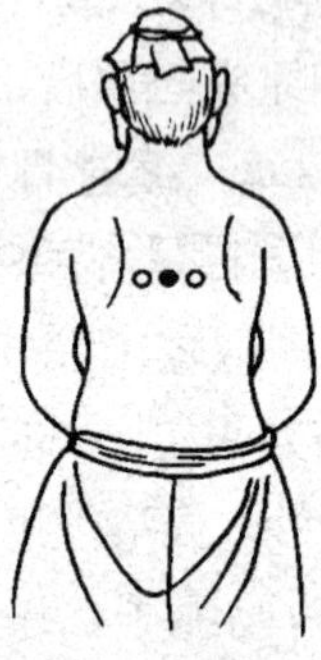

图五　将量口吻绳子展直于前来脊骨上墨点处横量两头，以白圈记。白圈是灸穴，墨点处不是灸穴。（以上是第一次点二穴）

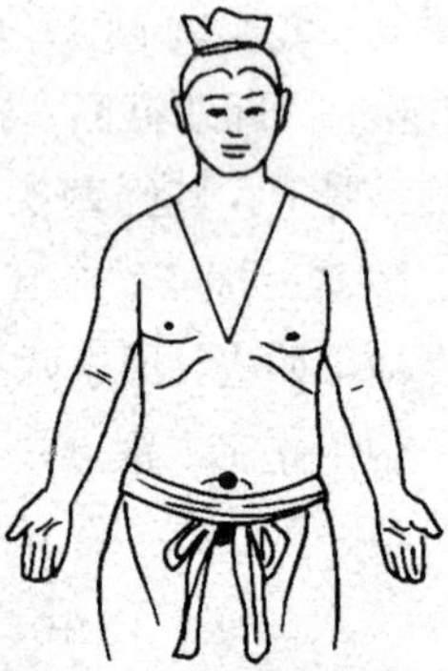

图六　取一绳绕项前双垂与鸠尾齐

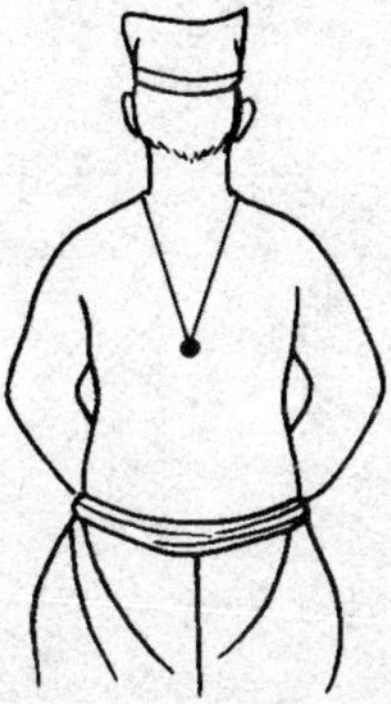

图七　翻绳头向项后以绳头夹项双垂循脊骨向下至两绳头尽处以墨点记

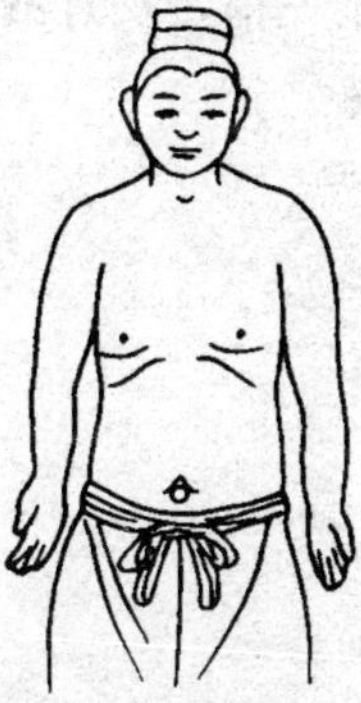

图八　以绳子令人合口横量齐两吻截断

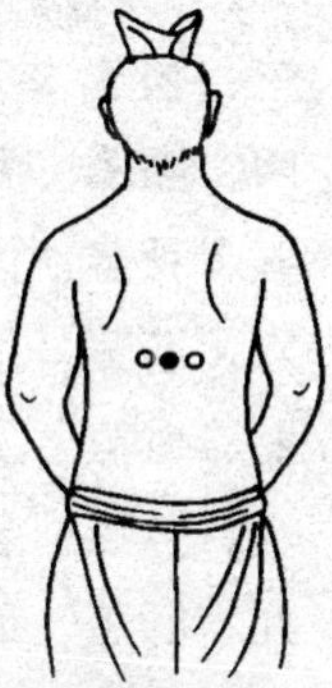

图九　用量口吻绳子于脊骨墨点上横量两头以白圈记，白圈记是灸穴，墨点不是灸穴。（以上是第二次点二穴）

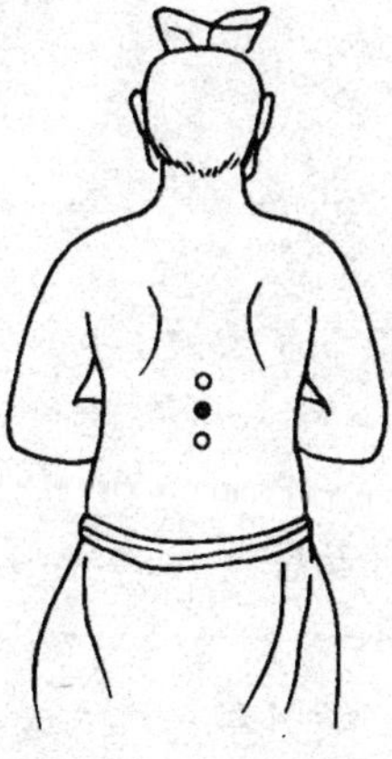

图十　以第二次量口吻绳子于第二次双绳头尽处墨点上直上下竖量绳尽头用白圈记

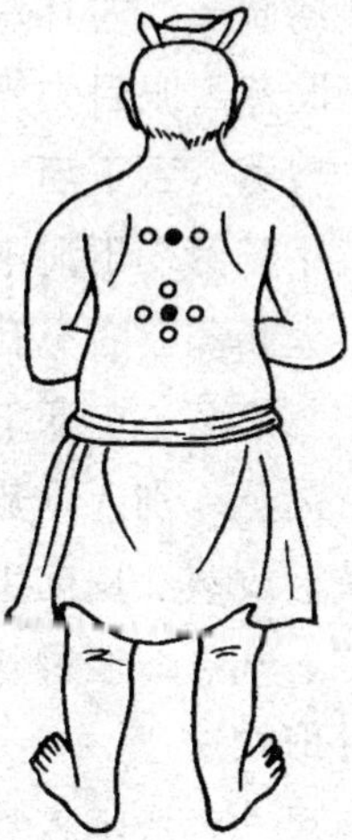

图十一

凡骨蒸之后所起辨验有二十二种，并依上项灸之。

一、胞蒸　小便赤黄

二、玉房蒸　男遗尿失精，女月漏不调。

三、脑蒸　头眩闷热

四、髓蒸　觉髓沸热

五、骨蒸　齿黑

六、筋蒸　甲焦

七、血蒸　发焦

八、脉蒸　急缓不调

九、肝蒸　或时眼前昏眩

十、心蒸　舌焦，或疮或时胸满闷〔1〕

十一、脾蒸　唇焦折或口疮

十二、肺蒸　口干生疮

十三、肾蒸　耳干焦

十四、膀胱蒸　右耳焦

十五、胆蒸　眼目失光

十六、胃蒸　舌下痛

十七、小肠蒸　下泄不禁

十八、大肠蒸　右鼻孔疼痛

十九、三焦蒸　乍寒乍热

二十、肉蒸　别人觉热自觉冷

二十一、皮蒸　皮肉生鸡皮起〔2〕

二十二、气蒸　通身壮热，不自安息。

用尺寸取穴法

凡孔穴尺寸，皆随人身形大小，须男左女右，量手指中心一

---

〔1〕闷：平安书铺植村玉枝轩刻本（1734）无此字，今据《普济方·劳瘵门》补。

〔2〕鸡皮起：平安书铺植村玉枝轩刻本（1734）为“鸡肉起”，今据《普济方·劳瘵门》改。

节，两横纹中心为一寸。

艾炷大小法

凡艾炷须令脚根足三分，若不足三分，恐覆孔穴不备，穴中经脉火气不行，即不能抽邪气引正气，虽小儿必以中指取穴为准。

取艾法

端午日，日未出，于艾中以意求其似人者，辄采之以灸，殊有效功，时见一书中云尔，忘其何书也。艾未有真似人者，于明暗间苟以意命之，万法皆妄，无一真者，此何疑耶？

用火法

黄帝曰：松、柏、柿、桑、枣、榆、柳、竹等木火，用灸必害肌血，慎不可用。凡取火者，宜敲石取火，或水晶镜子于日得者太阳火为妙，天阴则以槐木取火亦良。

宿食门

宿食论治

《难经》云：脾气通于口，口和则知谷味矣；心气通于舌，舌和则知五味矣[1]。是知谷味、五味，莫不经由口舌而入于胃也。

善摄生者，谨于和调，使一饮一食，入于胃中，随消随化，则无滞留之患。若禀受怯弱，饥饱失时，或过餐五味、鱼腥、乳酪，强食生冷果菜，停蓄胃脘，遂成宿滞。轻则吞酸呕恶，胸满噎噫，或泄或利；久则积聚，结成癥瘕，面黄羸瘦，此皆宿食不消而生病焉。

大率才有停滞，当量人虚实，速宜克化之，不可后时，弄成沉疴也。

黑丸子 治中脘有宿食，吞酸恶心，口吐清水，噫宿腐气，或心腹疼痛，及中虚积聚，飧泄，赤白痢下。

乌梅肉七个 百草霜三钱 杏仁（去皮尖，别研）三七枚 巴豆（去壳并油）二枚 半夏（汤泡七次）九枚 缩砂仁三七枚

上为细末，和匀，用薄糊为丸，如黍米大。每服十五丸，加至二十丸，用熟水送下，姜汤亦得，更看虚实增损丸数。或因食生冷、鱼脍等，用治中汤[2]送下亦可。

---

〔1〕 此语出《难经·三十七难》。

〔2〕 治中汤（《和剂局方》）：人参 甘草（炒） 干姜（炮） 白术（锉） 青皮（炒） 陈皮（洗，去白）各一两。为细末，每服三钱，水一盏半，煎至一中盏，去滓，稍热服，空心食前。

如意丸 治虚中积冷，气弱有伤，不能传化，心下坚痞，两胁胀满，心腹疼痛，噫宿腐气，及霍乱吐泻，米谷不消，久痢赤白，脓血相杂，久病黄色羸瘦，及腹中一切食癥之疾，并皆治之。

枳壳（去瓤） 槟榔 橘红 半夏（汤泡七次） 蓬术 京三棱 干姜（炮） 黄连（去须）各二两 巴豆三七粒（连壳用）

上件，除巴豆外，锉如豆大，用好醋合巴豆煮干，去巴豆，余药焙，为细末，薄糊为丸，如绿豆大。每服十丸，加至十五丸，用茶清、姜汤任下，食后临卧服。有孕妇人不宜服。

阿魏丸 治脾胃怯弱，食肉食面，或食生果，停滞中焦，不能克化，至腹胀疼痛，呕恶不食，或痢或秘，悉主之。

阿魏（酒浸化，旋入） 官桂（不见火） 蓬术（炮） 麦蘖（炒） 神曲（炒） 青皮（去瓤） 萝卜子（炒） 白术 干姜（炮）各半两 百草霜三钱 巴豆（去壳、油）三七个

上件，为细末，和匀，用薄糊为丸，如绿豆大。每服二十丸〔1〕，不拘时，姜汤送下。面伤用面汤下，生果伤用麝香汤送下。

---

〔1〕《普济方》中所载本方为“三十丸”。

呕吐翻胃噎膈门（附：咳逆）

呕吐论治

夫人受天地之中以生，莫不以胃为主。盖胃受水谷，脾主运化，生血生气，以充四体者也。若脾胃无所伤，则无呕吐之患。其或饮食失节，温凉不调，或喜餐腥脍乳酪，或贪食生冷肥腻，露卧湿处，当风取凉，动扰于胃，胃既病矣，则脾气停滞，清浊不分，中焦为之痞塞，遂成呕吐之患焉。

然此特论饮食过伤，风凉冷湿之所由致者。又如忧思伤感，宿寒在胃，中脘伏痰，胃受邪热、瘀血停蓄，亦能令人呕吐。

故诊其脉代者，霍乱；代而绝者，亦霍乱也。霍乱脉大者，可治；微细者，不可治；脉迟，气息少力[1]，不欲言者，亦不可治。治疗之法，详具于后，临病之际，更加审谛而用之，无不得其宜矣。

理中汤（方见“霍乱门·霍乱论治”）

如法煎服，吐甚者，加半夏、生姜煎；或饮食不节，过食生冷、肥腻、腥脍，吐逆不止，加青皮、陈皮煎理中汤；夏月霍乱吐利，宜进香薷饮，已载诸疟门中；或因伤风伤湿吐逆，皆宜用五苓散，多加生姜煎；伤风加葱白、生姜煎，最佳。

丁香半夏丸　治宿寒在胃，呕吐吞酸。

丁香（不见火）一两　干姜（炮）　半夏（汤泡七次）　橘红各

---

〔1〕 少力：《医方类聚》为“劣”，平安书铺植村玉枝轩刻本无此字，今据《普济方》（上海古籍出版社 1991 年印刷）本改。

二两　白术一两半

上为细末，生姜自然汁打糊为丸，如梧桐子大。每服五十丸，食前，淡姜汤送下。

大藿香散　治忧、愁、思、虑、悲、恐、惊，七情伤感，气郁于中，变成呕吐，或作寒热，眩晕痞满，不进饮食。

藿香叶　半夏曲　白术　木香（不见火）各一两　白茯苓（去皮）　桔梗（去芦，锉，炒）　人参　枇杷叶（拭去毛）　官桂（不见火）　甘草（炙）各半两

上为细末，每服三钱，水一大盏，生姜五片，枣子一枚，煎至七分，去滓，温服，不拘时候。

旋覆花汤　治中脘伏痰，吐逆眩晕。

旋覆花（去梗）　半夏（汤泡七次）　橘红　干姜（炮）各一两　槟榔　人参　甘草（炙）　白术各半两

上㕮咀，每服四钱，水一盏半，生姜七片，煎至七分，去滓，温服，不拘时候。

竹茹汤　治胃受邪热，心烦喜冷，呕吐不止。

葛根三两　半夏（汤炮七次）二两　甘草（炙）一两

上㕮咀，每服五钱，水二盏，入竹茹枣许大，姜五片，煎至七分，去滓，取清汁，微冷，细细服，不拘时候。

赤芍药汤　治瘀血蓄胃，心下满，食入即呕血，名曰血呕。

赤芍药二两　半夏（汤泡七次）一两半　橘红一两

上㕮咀，每服四钱，水一盏半，姜七片，煎至七分，去滓，温服，不拘时候。

玉浮丸　治男子妇人，脾胃虚弱，一切呕吐，及久新翻胃，不问得病之由，皆可服之，真良方也。

人参　白僵蚕（炒去丝）　白术　干姜（炮）　丁香　肉豆蔻（面裹煨）　橘红　白豆蔻仁　麦糵（炒）　附子（炮，去皮脐）　木香（不见火）　南星（炮）　槟榔　半夏（汤泡七次）　甘草（炙）

上等分，为细末，每药二分，用生面一分和匀，入百沸汤煮令浮，搅和，再取生姜自然汁搜和丸，如梧桐子大。每服二钱，用淡姜汤下，不拘时候。病甚者，不过三服。恶热药者，去附子；大便秘者，去肉豆蔻。

胃丹（方见“五脏门·脾胃虚实论治”）

翻胃评治

夫翻胃者，本乎胃，食物呕吐，胃不受纳，言胃口翻也。多因胃气先逆，饮酒过伤，或积风寒，或因忧思悒怏，或因蓄怒抑郁，宿滞痼癖，积聚冷痰，动忧脾胃，不能消磨谷食，致成斯疾。原其所自，女人得之，多由血气虚损；男子得之，多因下元冷惫。有才食而便吐者，有食久而后翻胃者，受病既若异同，医疗固当审察。

如前所载玉浮丸、胃丹等药，后方所载入药灵砂、丁附散之类，皆可对证选而用之。服药未应者，宜灸中脘、足三里二穴。中脘一穴在脐上四寸；足三里一穴，在膝下三寸，各灸七壮或九壮，其效尤著焉。

其诸呕吐，备载前方，不复再叙也。

入药灵砂（《续方》） 治翻胃呕吐，食饮不下。

灵砂末一两 丁香末 木香末 胡椒末各半钱

上件和匀，煮枣圈肉杵和为丸，如绿豆大。每服五十粒，生姜米饮送下，不拘时候。

青金丹（《续方》） 治一切吐逆。

水银八钱 生硫黄一钱（别研）

上二件，入无油铫中，用慢火化开，以柳木篦子拨炒，或有烟焰，以醋洒之，结成砂子，再研为细末，用棕尖杵和为丸，如绿豆大。每服三十丸，用生姜橘皮煎汤送下，不拘时候。

丁附散（《续方》） 治翻胃吐逆，粥药不下者。

大附子一只

上坐于砖上，四面著火，渐渐逼热，淬入生姜自然汁中浸一霎时，再用火逼，再淬，约尽姜汁半碗为度。削去皮，焙干为末，入丁香末二钱和匀，每服二钱，水一盏，粟米少许，煎至七分，滤去粟米，带温服之，不拘时候，不过三服。

太仓丸（《续方》） 治脾胃虚弱，不进饮食，翻胃不食，亦宜服之。

陈仓米一升（用黄土炒米熟，去土不用） 白豆蔻二两 丁香一两 缩砂仁二两

上为细末，用生姜自然汁泛丸，如梧桐子大。每服百丸，食后用淡姜汤送下。

五噎五膈论治

《素问》云：三阳结[1]，谓之膈。盖气之与神并为阳也。逸则气神安，劳则气神耗。倘或寒温失宜，食饮乖度，七情伤感，气神俱扰，使阳气先结，阴气后乱，阴阳不和，脏腑生病，结于胸膈，则成膈。气流于咽嗌，则成五噎。五膈者，忧、恚、寒、热、气也；五噎者，忧、思、劳、食、气也。

其为病者，令人胸膈痞闷，呕逆噎塞，妨碍饮食，胸痛彻背，或胁下支满，或心忡喜忘，咽噎，气不舒。

治疗之法，调顺阴阳，化痰下气，阴阳平匀，气顺痰下，膈噎之疾无由作矣。

又有下虚，气上控膈，令人心下坚满痞急，肌中苦痹，缓急

〔1〕三阳结：《医方类聚》等刻本为“阳脉结”，查《素问》诸论无此语，而《素问·阴阳别论》为“三阳结，谓之膈”，今从之。

如刺，不得俯仰，名曰胸痞。

五噎散　治五噎，食不下，呕呃痰多，咽喉噎塞，胸背满痛。

人参　半夏（汤泡七次）　桔梗（去芦，锉，炒）　白豆蔻仁　木香（不见火）　杵头糠　白术　荜澄茄　沉香（不见火）　枇杷叶（拭去毛）　干生姜各一两　甘草（炙）半两

上为细末，每服二钱，水一中盏，生姜七片，煎至六分，食后，温服。

五膈散　治五膈，胸膈痞闷，诸气结聚，胁肋胀满，痰逆恶心，不进饮食。

枳壳（去瓤，麸炒）　木香（不见火）[1]　青皮（去白）　大腹子　白术　半夏曲（锉，炒）　丁香（不见火）　天南星（汤泡，去皮）　干姜（炮）　麦蘖（炒）　草果仁各一两　甘草（炙）半两

上为细末，每服二钱，水一中盏，生姜五片，煎至六分，温服，不拘时候。

瓜蒌实丸　治胸痞，胸中痛彻背，喘急妨闷。

瓜蒌实（别研）　枳壳（去瓤，麸炒）　半夏（汤泡七次）　桔梗（炒）各一两

上为细末，姜汁打糊为丸，如梧桐子大。每服五十丸，食后，用淡姜汤送下。

咳逆论治

夫咳逆之病，考详诸书，无该载者，唯孙真人云：咳逆遍寻方论，无此名称，但古人以咳逆为哕耳。多因吐利之后，胃中虚

---

〔1〕木香：平安书铺植村玉枝轩刻本无此药，今据《医方类聚》和《普济方》补之。

寒，遂成此证。亦有胃虚膈上热，哕至八九声相连，收气不回者，却当仔细看病与证，施以治法。

大抵老人、虚人、久病及妇人产后，有此证者，皆是病深之候，非佳兆也。

羌活附子散[1] 治吐利后，胃寒咳逆。

羌活（去芦） 附子（炮，去皮脐） 茴香（炒）各半两 干姜（炮，去土） 丁香各一两

上为细末，每服二钱，水一盏，入盐少许，煎至七分，空心热服。

橘皮汤 治吐利后胃中虚，膈上热，咳逆者。

橘皮（去白）二两 人参 甘草（炙）各半两

上锉散，每服四钱，水一盏半，竹茹一小块，生姜五片，枣二枚，煎至七分，去滓，温服，不拘时候。

柿蒂汤[2] 治胸满，咳逆不止。

柿蒂 丁香各一两

上㕮咀，每服四钱，水一盏半，姜五片，煎至七分，去滓，热服，不拘时候。

灸法 其法妇人屈乳头向下尽处骨间是穴，丈夫及乳小者以一指为率，正男左女右，与乳相直间陷中动脉处是穴，艾炷如小豆许，灸三壮。

---

〔1〕 羌活附子散：亦名“羌活散”（《三因极一病证方论》）。

〔2〕 柿蒂汤：亦名“顺气汤”（《普济方》）。

胀满门

胀 满 论 治

胀满者，俗谚所谓膨亨是也。《内经》问：人有病，旦食不能暮食，此为何病？岐伯对曰：名曰鼓胀。治之以鸡矢醴一剂至二剂已〔1〕。治法虽详，而不论其病之所由生，故切有疑焉。

大抵人之脾胃，主于中州，大腹小腹是其候也。若阳气外强，阴气内正，则脏气得其平，病何由生？苟或将理失宜，风寒暑湿得以外袭，喜怒忧思得以内伤，食啖生冷，过饮寒浆，扰动冲和，如是阴气当升而不升，阳气当降而不降，中焦痞结，必成胀满。胀满不已，变证多端，或肠鸣气走辘辘有声，或两胁腰背痛连上下，或头痛呕逆，或胸闷不食，或大小便为之不利，未有不因胀满而使焉〔2〕。更有五疸、水气、脚气及妇人血膨，皆〔3〕令人胀满。

若论其脉，脉浮者可治，脉虚小者为难治。

平肝饮子 治喜怒不节，肝气不平，邪乘脾胃，心腹胀满，连两胁妨闷，头晕呕逆，脉来浮弦。

防风（去芦） 桂枝（不见火） 枳壳（去瓤，麸炒） 赤芍药 桔梗（去芦，锉，炒）各一两 木香（不见火） 人参 槟榔 当归

---

〔1〕 此语出《素问·腹中论》，但其原文为“黄帝问曰：有病心腹满，旦食则不能暮食……”

〔2〕《医方类聚》为“未有不因胀满而枝蔓焉”。

〔3〕 皆：据《医方类聚》加。

（去芦，酒浸） 川芎 橘红 甘草（炙）各半两

上㕮咀，每服四钱，水一盏半，姜五片，煎至七分，去滓，温服，不拘时候。

紫苏子汤 治忧思过度，邪伤脾肺，心腹膨胀，喘促胸满，肠鸣气走，辘辘有声，大小便不利，脉虚紧而涩。

紫苏子一两 大腹皮 草果仁 半夏（汤泡七次） 厚朴（去皮，姜制，炒） 木香（不见火） 橘红 木通 白术 枳实（去瓤，麸炒） 人参 甘草（炙）各半两

上㕮咀，每服四钱，水一盏半，生姜五片，枣二枚，煎至七分，去滓，温服，不拘时候。

枳实汤 治腹胀发热，大便秘实，脉多洪数，此名热胀。

枳实（去瓤，麸炒）半两 厚朴（姜制，炒）一两 大黄（酒蒸） 甘草（炙）各三钱 桂心（不见火）二钱半

上㕮咀，每服四钱，水一盏半，生姜五片，枣二枚，煎至七分，去滓，温服，不拘时候。呕者加半夏一两。

朴附汤 治老人虚人中寒下虚，心腹膨胀，不喜饮食，脉来浮迟而弱，此名寒胀。

附子（炮，去皮脐）〔1〕 厚朴（姜制，炒）

上二件等分，㕮咀，每服四钱，水二盏，姜七片，枣子二枚，煎至八分，去滓，温服，不拘时候。少加木香尤佳。

强中汤 治脾胃不和，食啖生冷，过饮寒浆，多致腹胀，心下痞满，有妨饮食，甚则腹痛。

干姜（炮，去土） 白术各一两 青皮（去白） 橘红 人参 附子（炮，去皮脐） 厚朴（姜制，炒） 甘草（炙）各半两 草果仁 丁香各三两

---

〔1〕 去皮脐：平安书铺植村玉枝轩刻本（1734年）及《医方类聚》本为“去皮”，今据前后文附子用法补“脐”字。

上㕮咀，每服四钱，水一盏半，生姜五片，大枣二枚，煎至七分，去滓，温服，不拘时候。呕者加半夏半两，或食面致胀满加萝卜子半两。

桂香丸 治大人小儿过食杂果，腹胀气急。

肉桂（不见火）一两 麝香（别研）一钱

上为细末，饭丸如绿豆大，大人十五丸，小儿七丸，不拘时候，熟水送下，未痊再服。

独圣汤 治脾胃不足，过食瓜果，心腹胀坚，痛闷不安。

盐五合

上用水一升煎消，顿服，自吐下即定。或因食麦，令人腹胀，酒和姜汁饮一两杯即消。

大正气散 治脾胃怯弱，风寒湿气伤动冲和，心腹胀满，有妨饮食。

厚朴（姜制，炒） 藿香叶 半夏（汤泡七次） 橘红 白术各一两 甘草（炙） 槟榔 桂枝（不见火） 枳壳（去瓤，麸炒） 干姜（炮）各半两

上㕮咀，每服四钱，水一盏半，生姜五片，枣子二枚，煎至七分，去滓，温服，不拘时候。

霍乱门

霍乱论治

人生禀命，以五脏为主，应乎五行，本于五味。《素问》云：阴之所生，本在五味[1]。过食尚乃有伤，何况饱食豘脍，复餐乳酪，海陆百品，无所不啖，眠卧冷席，多饮寒浆，胃中诸食结而不消，阴阳二气壅而反戾，挥霍之间，变成吐利，此名霍乱。轻者脚多转筋，甚者遍体转筋。夏月伏暑，亦令人吐利，伤寒亦令人吐利。当察其由，施以治法。

大抵霍乱，脉来浮洪者可治，脉来微而迟，气少不语者不可治。古今论定，更无疑矣。

理中汤 治过食生冷，或饮寒浆，遂成吐下，胀满，食不消，心腹痛。

人参 甘草（炙） 干姜（炮） 白术各等分

上为锉散，每服四钱，水一大盏，煎至七分，去滓，温服，不拘时候。若脐上筑者，肾气动也，去术加桂一两；吐多者，去术加生姜、半夏各半两；利多者，复用术；心悸者，加茯苓一两；渴水者，倍术一两；腹痛者，倍干姜一两；腹满者，去术加附子、厚朴各半两；病退而不食者，加白豆蔻、橘红、麦蘖各半两。

姜附汤 治霍乱转筋，手足厥冷，多汗呕逆。（方见“诸寒门·中寒论治”）

〔1〕 此语出《素问·生气通天论》。

上如法煎服。利不止加少肉蔻，气乏加人参。

通脉四逆汤 治霍乱多寒，肉冷脉绝。

吴茱萸（炒）二两 附子（炮，去皮脐）一两 桂心（去皮，不见火） 通草[1] 细辛（洗去叶土） 白芍药 甘草（炙）各半两 当归（去芦）三钱

上㕮咀，每服四钱，水一盏，酒半盏，生姜七片，枣子一枚，煎至七分，去滓，温服，不拘时候。

加味香薷饮 治夏月伏暑，霍乱，吐利不止，烦闷多渴。（方见“诸暑门·中暑论治”）

麦门冬汤 治霍乱已愈，烦热不解，多渴，小便不利。

麦门冬（去心） 橘皮（去白） 半夏（汤泡七次） 白茯苓（去皮） 白术各一两 人参 甘草（炙）各半两 小麦半合

上㕮咀，每服四钱，水一盏半，生姜五片，乌梅少许，煎至八分，去滓，温服，不拘时候。

洗法 治霍乱转筋。

蓼[2]一把，去两头，水三升，煮取二升，放温重洗。

渍法 治霍乱转筋入腹。

盐多用，煎汤于槽中，暖渍之。

灸法 霍乱已死，腹中有暖气者。

盐内脐中，灸二七壮。

---

[1] 通草：平安书铺植村玉枝轩刻本无此药，今据《医方类聚》补之。

[2] 蓼：本药实及叶苗皆入药，子实辛温无毒，具下水气，止霍乱之功；苗叶辛温无毒，能治霍乱转筋，小儿冷痢。

黄疸门

五疸论治

古方论有黄疸、有疸病，命名不同，其实一也。详观他书，黄有三十六种，疸有五种。三十六种黄者，《圣惠方》载之备矣。五疸之证感之者多，不容不详。其五疸者，黄汗、黄疸、谷疸、酒疸、女劳疸是也。

黄汗之状，身体俱肿，汗出不渴，状如风水，汗出染衣，黄如柏汁，其脉自沉，此由脾胃有热，汗出入水浴，水入汗孔中，故黄汗也。黄疸之状，食已即饥，身体、面目、爪甲、牙齿及小便悉黄，欲安卧，或身体多赤多青皆见者，必发寒热，此由酒食过度，脏腑热极，水谷相并，积于脾胃，复为风湿所搏，结滞不散，热气郁蒸所为也。大抵发于阴部其人必呕，发于阳部必振寒而发热。谷疸之状，食毕即头眩，心中怫郁不安而发黄，此由大饥大食，胃气冲蒸所致也。酒疸之状，身目发黄，心中懊痛，足胫满，小便黄，面发赤斑，此由饮酒多，进谷少，胃内生热，因大醉当风入水所致也。女疸之状，身目皆黄，发热恶寒，小腹满急，小便不利，此由大劳大热，不能保摄，房后入水所致也。

其间多渴而腹胀者，其病难疗。又有时气伤风、伤寒、伏暑亦令人发黄。五疸，口淡怔忡，耳鸣脚弱，微寒发热，小便白浊，当作虚证治，不可妄投凉剂，愈伤血气。临病之际，不可不辨明也。

黄芪散 治黄汗。

黄芪（去芦，蜜水炙） 赤芍药 茵陈各二两 石膏四两 麦

门冬（去心） 豉各一两 甘草（炙）半两

上㕮咀，每服四钱，水一盏半，姜五片，煎至八分，去滓，温服，不拘时候。

茵陈散 治黄疸。

茵陈 木通 栀子仁各一两 大黄（炒）一两 瓜蒌一个 石膏二两 甘草（炙）半两

上㕮咀，每服四钱，水一盏半，生姜五片，葱白一茎，同煎至八分，去滓，温服，不拘时候。

谷疸丸 治谷疸。

苦参三两 龙胆草一两 牛胆一枚

上为细末，用牛胆汁入少炼蜜为丸，如梧桐子大。每服五十丸，空心食前，熟水或生姜甘草汤送下。

红丸子[1] 亦可服（方载《和剂局方》中）

葛根汤 治酒疸。

葛根二两 枳实（去瓤，麸炒） 栀子仁 豉各一两 甘草（炙）半两

上㕮咀，每服四钱，水一盏半，煎至八分，去滓，温服，不拘时候。

茵陈汤 治时行瘀热在里，郁蒸不消，化为发黄。

茵陈二两 大黄一两 栀子仁三钱

上㕮咀，每服四钱，水一盏半，煎至八分，去滓，温服，不拘时候。

加减五苓汤 治伏暑郁发黄，烦渴，小便不利。

赤茯苓（去皮） 猪苓（去皮） 泽泻 白术 茵陈各等分

---

〔1〕 红丸子（《和剂局方》）：荆三棱（浸软切片） 蓬莪术 青橘皮 陈皮（去白）各五斤 干姜（炮） 胡椒各三斤 为细末，用醋面糊为丸，如梧桐子大，矾红为衣。每服三十粒，食后，姜汤下。小儿临时加减与服。

上为㕮咀，每服四钱，水一盏半，煎至八分，去滓，温服，不拘时候。

秦艽饮子　治五疸，口淡，耳鸣，脚弱，微寒发热，小便白浊。

秦艽（去芦）　当归（去芦，酒浸）　芍药　白术　官桂（去皮，不见火）　茯苓（去皮）　熟地黄（酒蒸）　橘红　小草　川芎各一两　半夏（汤泡）　甘草（炙）各半两

上㕮咀，每服四钱，水一盏半，姜五片，煎至七分，去滓，温服，不拘时候。

滑石散　治女劳疸，身目俱黄，恶寒发热，小腹满急，小便艰难。

滑石一两半　白矾一两（烧令汁尽）

上件药，捣细，罗为散。每服不计时候，以大麦粥饮调下二钱，小便出黄水为度。

大便门

泄泻论治

《素问》曰：春伤于风，夏必飧泄[1]。邪气留连，乃为洞泄[2]。此由荣卫不足，腠理空疏，春伤于风，邪气留连于肌肉之内，后因肠胃虚怯，以乘袭之，遂成泄泻。又云：湿胜则濡泻。寒甚为泄，暑热乘之亦为泄，至于七情伤感，脏气不平，亦致溏泄。邪气久客肠胃，则为不禁之患矣。

医疗之法，寒则温之，风则散之，热则清之，湿则分利之，此不易之法。其如饮食不节，过食生冷而成泄泻者，乃由中州不运，脾胃有伤也。但停滞泄泻一证，直须积滞已消，然后用以断下药。今人往往便固止之，蕴积于中，而成痢疾者多有之。其如七情伤感所致，兼以调气药，随证主治，则不失其机要矣。

大抵滑泄一证，最忌五虚。五虚者，脉细、皮寒、少气、前后泄利、饮食不入，得此必死。其有生者，浆粥入胃，泄注止，则虚者活。诚哉斯言也。

胃风汤　治肠胃不足，风冷乘之，水谷不化，泄泻注下，腹中虚满，及肠胃受湿，下如豆汁，或下瘀血，日夜无度，并宜服之。

---

〔1〕此语出《素问·阴阳应象大论》，但原文为“春伤于风，夏生飧泄”。

〔2〕此语出《素问·生气通天论》，但其原文为“春伤于风，邪气留连，乃为洞泄”。

人参　白茯苓　芎䓖　桂心（不见火）　当归（去芦）　白芍药　白术　甘草

上等分，㕮咀，每服四钱，水一盏半，入粟米百余粒，煎至七分，去滓，空心稍热服。

加味五苓汤　治伏暑热二气及冒湿泄泻注下，或烦、或溺、或小便不利。

赤茯苓（去皮）　泽泻　木猪苓（去皮）　肉桂（不见火）　白术各一两　车前子半两

上㕮咀，每服四钱，水一盏半，生姜五片，煎至八分，去滓，温服，不拘时候。或进来复丹亦可。

火轮丸　治肠胃虚寒，心腹冷痛，泄泻不止。

干姜（炮）　附子（炮，去皮脐）　肉豆蔻（面裹煨）

上等分，为细末，米糊为丸，如梧桐子大。每服五十丸，空心，米饮送下。

戊己丸　治脾胃不足，湿热乘之，泄泻不止，米谷不化，肠鸣腹痛。

黄连（去须）　吴茱萸　白芍药各等分

上为细末，米糊为丸，如梧桐子大。每服五十丸，空心，米饮送下。

白术附子汤　治肠胃虚湿，肠鸣泄泻，或多自汗。

白术二两　附子（炮）　茯苓（去皮）各一两

上㕮咀，每服四钱，水一盏半，生姜七片，枣子一枚，煎至七分，去滓，温服，不拘时候。

四柱散　治元脏气虚，真阳耗散，两耳常鸣，脐腹冷痛，头眩[1]目晕，四肢怠倦，小便滑数，泄泻不止。

白茯苓（去皮）　附子（炮，去皮脐）　人参　木香（不见火）各

〔1〕眩：《医方类聚》等刻本为“旋”，属通假字，今改。

一两

上为细末，每服三钱，水一盏半，生姜五片，入盐少许，煎至七分，食前温服。滑泄不止，加肉豆蔻、诃子煎，名曰六柱散。

加味治中汤 治肠胃不足，饮食不节，过食生冷，肠鸣腹痛，泄泻注下。

干姜（炮） 白术 青皮（去白） 陈皮（去白） 缩砂仁各一两 人参（去芦） 甘草（炙）各半两

上㕮咀，每服四钱，水一盏半，生姜五片，枣子一枚，煎至七分，去滓，温服，不拘时候，或兼进感应丸〔1〕。

禹余粮丸 治肠胃虚寒，滑泄不禁。

禹余粮石（煅） 赤石脂（煅） 龙骨 荜茇 诃子（面裹煨） 干姜（炮） 肉豆蔻（面裹煨） 附子（炮）

上等分，为细末，醋糊为丸，如梧桐子大。每服七十丸，米饮送下，食前。

痢疾论治

今之所谓痢疾者，即古方所谓滞下是也，盖尝推原其故矣。胃者，脾之腑也，为水谷之海，荣卫充焉；大肠者，肺之腑也，

〔1〕 感应丸（《和剂局方》）：南木香、肉豆蔻、丁香各一两五钱，干姜（炮）一两，巴豆七十粒（去皮心膜，研去油），杏仁一百四十粒（汤泡，去皮尖，研），百草霜二两。以前四味研为末，外入百草霜研，与七味同合匀，用黄蜡六两，溶化成汁，以重绢滤去滓，更以酒一升，于银石器内，煮蜡数沸，倾出，候酒冷，其蜡自浮于上，取蜡。春夏修合，用清油一两，铫内熬令香热，次下酒，煮蜡四两，同化成汁，就铫内乘热拌和前项药末。秋冬修和，用清油一两五钱，同煎，和前药末，分作小锭，油纸裹放，旋丸如梧桐子大。每服三十丸，空腹时姜汤送下。

为传导之官，变化[1]出焉。夫人饮食起居失其宜，运动劳役过其度，则脾胃不充，大肠虚弱，而风冷暑湿之邪，得以乘间而入，故为痢疾也。

大凡伤热则为赤，伤冷则为白，伤风则纯下清血，伤湿则下如豆羹汁，冷热交并，则赤白兼下。或饮服冷酒物，恣情房室，劳伤精血，而成久[2]毒痢者，虽可因证辨治，然常叹世之人，初感此病，往往便用罂粟壳、石榴皮、诃子肉、豆蔻辈以止涩之，殊不知痢疾多因饮食停滞于肠胃所由致，倘不先以巴豆等剂，以推其积滞，逐其邪秽，鲜有不致精神危困，久而羸弱者，余尝鉴焉。每遇此证，必先导涤肠胃，次正根本，然后辨其风冷暑湿而为之治法。故伤热而赤者，则清之；伤冷而白者，则温之；伤风而纯下清血者，则祛逐之；伤湿而下豆羹汁者，则分利之。又如冷热交并者，则温凉以调之；伤损而成久毒痢者，则化毒以保卫之。夫如是药无不应，而疾无不愈者矣。

虽然又当观脉之虚实何如耳，如下痢脉微小者生，脉浮洪者难治。肠澼频下脓血者，诊脉宜滑大也，若弦急者必死。又身寒则生，身热则死。苟临病之际，由此验治，万不失一矣。

《续方》泻痢评治：夫泻痢两证，皆因肠胃先虚，虚则六淫得以外入，七情得以内伤，至于饮食不节，过食生冷，多饮寒浆，洞扰肠胃，则成注下。注下不已，余积不消，则成滞下。

前方所载，可谓详尽。治泻之法，先当分利水谷，车前子煎汤，调五苓散是也。次则理正中焦，理中汤及治中汤是也。理中不效，方可断下，乳豆丸、固肠丸是也。或尚腹痛，未宜断下，断下太早，必成痢疾矣，惟当调中化积。痛轻者，宜服治中汤、

[1] 变化：平安书铺植村玉枝轩等刻本为“化物”，今据《素问·灵兰秘典论》改。

[2] 久：平安书铺植村玉枝轩刻本为“九”，今据《医方类聚》改。

苏合香丸；腹痛更甚者，必然成痢，医经所谓腹痛甚者，必下痢也，宜进灵砂丹，以逐其积。此丹用之屡验，泻者止，痢者断，疼者愈，有积者内化，且不动脏腑。

太凡痢疾，不先去其积，虽获暂安，后必为害。或阴阳相搏，冷热不调，而成泻痢者，当进香连丸、汤使具后。更有脾肾顿虚，腹胁膨胀，饮食不化而泄泻者，宜温助脾肾，枣肉丸是也。

今之人，久泻不止，多投来复丹，误矣。盖来复丹，内用硝石、硫黄，皆有利性，青皮、陈皮，又有导性，岂宜服之？如夏月暴泻，乃可服也，更宜审诸！

黑丸子 治脾胃怯弱，饮食过伤，留滞不化，遂成痢下，宜速进此药推导，更须斟酌受病深浅，增损丸数，还当逐尽积滞方佳，却徐徐补养之。（方见“宿食门”）

四味阿胶丸 治协热下利，其色黄，烦躁多渴，脐腹疼痛，小便不利。

黄连（去须）四两 茯苓（去皮）二两 赤茯苓三两 阿胶（蛤粉炒）一两

上为细末，醋糊为丸，如梧桐子大。每服五十丸，空心食前，用米饮下。

驻车丸 治冷热不调，下痢赤白，日夜无度，腹痛不可忍者。

黄连（去须）六两 阿胶（蛤粉炒） 当归（去芦，焙，洗）各三两 干姜（炮）二两

上为细末，醋煮米糊为丸，如梧桐子大。每服五十丸，加至七十丸，空心，用米饮送下。

胃风汤 治风冷乘虚入客肠胃，水谷不化，泄泻注下，脐腹虚满，肠鸣疞痛，及肠胃受湿，下如豆羹汁，或下瘀血，日夜无度，并宜服之。（方见本门泄泻论治）

乌梅丸　治热留肠胃，下痢纯血，脐腹疞痛，或先经下痢未断服热药，蕴毒伏热，渗成血痢，皆治之。

乌梅肉二两　黄连（去须）三两　当归（去芦）　枳壳（去瓤，麸炒）各一两

上为细末，醋糊为丸，如梧桐子大。每服七十丸，空心食前，米饮送下。

当归丸　治冷留肠胃，下痢纯白，腹痛不止。

当归（去芦，酒洗）　芍药　附子（炮，去皮脐）　白术　干姜（炮）　厚朴（姜汁制）　阿胶（蛤粉炒）各一两　乌梅肉二两

上为细末，醋糊为丸，如梧桐子大。每服五十丸，空心，用米饮送下。

香茸丸　治下痢危困。

麝香半钱（别研，临时入）　鹿茸（燎去皮毛，酥炙）一两

上鹿茸为细末，方入麝香，以灯芯煮枣肉为丸，如梧桐子大。每服五十丸，空心食前，用米饮送下。若每料滴乳香半两尤有效。

茜根丸　治一切毒痢及蛊注痢，血下如鸡肝，心烦腹痛。

茜根（洗）　川升麻　犀角（镑）　地榆（洗）　当归（去芦，洗）　黄连（去须）　枳壳（去瓤，麸炒）　白芍药

上等分，为细末，醋煮米糊为丸，如梧桐子大。每服七十丸，空心，食米饮送卜。

香连丸（《续方》）　治阴阳相搏，冷热不调，或泻或痢。

木香二寸（分作二段，一段用糯米炒，去米不用，一段生用）　黄连半两（去须，一半吴茱萸炒，去茱萸不用，一半生用）

上为细末，米糊为丸，如梧桐子大。每服七十丸，白痢用干姜汤下；赤痢用甘草汤下；赤白痢用甘草干姜汤下；血痢用醋汤下，并食前服。

秘传香连丸（《续方》）　治赤痢。

木香（切片）二两　黄连（去须）四两　生姜（切片）四两

上三味，先铺生姜在锅底，次铺黄连在姜上，次又铺木香于黄连上，用新汲井水三碗煎干，不要搅动，候煎干取出三味焙干，碾为细末，以醋调陈仓米粉，打糊为丸，如小梧桐子大。每服七十丸，空心食前，米饮汤送下。

艾姜丸（《续方》）　治白痢。

艾叶（陈者）四两　干姜（炮，去灰）二两

上二味，各碾为末，用醋调陈仓米粉，打糊为丸，如小梧桐子大。每服七十丸，空心食前，米饮送下。

以上二方，乃男文煜得之于贾平章，魏国公屡尝以此方取奇效，实不敢私秘，附刊于此。

灵砂丹（《续方》）　治积痢，不问久新及治积疟、食疟。

硇砂一两（别研）　朱砂一分（别研）

上用黄蜡半两，巴豆三七粒，去壳，同于银石器内，重汤煮一伏时，候巴豆紫色为度，去二七粒，只将一七粒与前二味同研极均，再熔前蜡，搜和成剂，每旋丸如绿豆大。每服五丸至七丸。水泻用生姜汤下，白痢用艾汤下，赤痢用乌梅汤下。服时须极空腹，服毕，一时不可吃食，临卧服之尤佳，可食淡粥一日。疟疾，用乳香汤面东服，于不发日晚间服。

枣肉丸（《续方》）　治脾肾虚寒，或肠鸣泄泻，腹胁虚胀，或胸膈不快，饮食不化。

破故纸四两（炒）　木香（不见火）称一两　肉豆蔻二两（面裹煨香，去面不用）

上为细末，灯心煮枣肉为丸，如梧桐子大。每服七十丸，用姜盐汤送下，空心食前。

乳豆丸（《续方》）　治大肠虚寒，滑泄不止。

钟乳粉一两　肉豆蔻半两（面裹煨香，去面不用）

上为细末，煮枣肉，杵和为丸，如梧桐子大。每服七十丸，空心食前，用米饮送下。

固肠丸（《续方》） 治大肠久冷，滑泄不禁。

附子一只（炮，去皮脐） 肉豆蔻一两（面裹煨香，去面不用）

上为细末，醋糊为丸，如梧桐子大。每服七十丸，食前，用陈米饮送下。

秘结论治

《素问》云：大肠者，传导之官，变化出焉。[1] 平居之人，五脏之气，贵乎平顺；阴阳二气，贵乎不偏，然后津液[2]流通，肠胃益润，则传送如经矣。摄养乖理，三焦气涩，运掉不得，于是乎壅结于肠胃之间，遂成五秘之患。

夫五秘者，风秘、气秘、湿秘、寒秘、热秘是也。更有发汗利小便，及妇人新产亡血，走耗津液，往往皆令人秘结。

燥则润之，湿则滑之，秘则通之，寒则温利之，此一定之法也。

《续方》秘结评治：秘凡有五，即风秘、气秘、湿秘、冷秘、热秘是也。多因肠胃不足，风寒湿热乘之，使脏气壅滞，津液不能流通，所以秘结也。

论治之法，前方载之详矣，兹不再叙。但年高之人，以致秘结者，非少壮比，多服大黄，恐伤真气，后方所载，威灵仙丸最佳。内用威灵仙，取其主诸风，宣通五脏，去腹内冷气滞气；内用黄芪，取其补气，使气充得以运掉，蜜炙取以滑润之义；枳实取其下气宽肠。药用三品，专用不杂，老人诸秘结大相宜也。临病之际，更以前方详审虚实选而用之可也。皂角丸治风秘，专而

---

〔1〕 此语出《素问·灵兰秘典论》。

〔2〕 津液：《医方类聚》等刻本为“精液”，今改。

有效，不可不知。

麻仁丸 治肠胃不调，热结秘涩。

大麻仁（别研如膏） 川大黄（锉碎，微炒） 厚朴（去皮，锉，姜汁炒） 赤芍药各二两 杏仁（去皮尖，别研） 枳实（去瓤，麸炒）各一两

上为细末，炼蜜为丸，如梧桐子大。每服七十丸，空心，米饮送下，以利为度。强羸临时加减。

枳壳丸 治肠胃气壅风盛，大便秘实。（方见“五脏门·脾胃虚实论治”）

半硫丸 治年高冷秘，及痃癖冷气。

生硫黄（研细） 半夏（汤浸，焙，取末）

上等分和匀，用生姜自然汁打面糊为丸，如梧桐子大。每服五十丸，空心，温酒、姜汤任下。

橘杏丸 治气秘，老人、虚弱人皆可服。

橘红（取末） 杏仁（汤浸，去皮尖）

上二味，等分和匀，炼蜜为丸，如梧桐子大。每服七十丸，空心用米饮送下。

紫苏麻仁粥 此药顺气，滑大便。

紫苏子 麻子仁

上二味，不拘多少，研烂，水滤其汁，煮粥食之。

槟榔散 治肠胃有湿，大便秘涩。

槟榔（不拘多少）

上为细末，每服二钱，用蜜汤点服，不拘时候。

润肠丸 治发汗、利小便亡津液，大腑秘结，老人、虚人皆可服。

肉苁蓉（酒浸，焙）二两 沉香（别研）一两

上为细末，用麻子仁汁打糊为丸，如梧桐子大。每服七十丸，空心，用米饮送下。

蜜导法 每用蜜三合，入猪胆汁两枚在内，煎如饧，出冷水中，捏如指大，长三寸许，纳下部，立通。

威灵仙丸（《续方》） 治老人肠胃虚，津液不能内润，气涩不能运掉，大便秘结，不问风冷气秘，皆可服之。

威灵仙（洗，去芦） 黄芪（去芦，蜜水炙）各一两 枳实（麸炒）半两

上为细末，炼蜜为丸，如梧桐子大。每服七十丸，空心食前，用米饮送下。

皂角丸（《续方》） 治大肠有风，大便秘结，尊年之人尤宜服之。

皂角（炙，去子） 枳壳（去瓤，麸炒）

上等分，为细末，炼蜜为丸，如梧桐子大。每服七十丸，空心食前，用米饮送下。

蛊毒门

蛊 毒 论 治

经书所载蛊毒有数种，闽中山间人造作之。以虫蛇之类，用器皿盛贮，听其互相食啖，有一物独存者，则谓之蛊。取其毒于酒中，能祸于人。中其毒也，令人心腹绞痛，如有物咬，吐下血皆如烂肉，若不即治，蚀人五脏即死。然此病有缓有急，急者仓卒十数日便死，缓者延引岁月，游周腹内，气力羸惫，骨节沉重，发即心痛烦躁，而病人所食之物，亦变化为蛊，渐侵食脏腑则死矣。死则病流注，染著傍人，遂成蛊注也。欲验之法，令病人唾水，沉者是蛊，不沉者非蛊也。或含一大豆，豆胀皮脱者蛊也，豆不烂脱非蛊也。以鹄皮至病人卧下，勿令病人知，病剧者是蛊病，不剧者非蛊也。

治疗之法，不可作他病知之，切须审细。古人以败鼓皮烧灰，米饮服方寸匕。须臾自呼蛊家姓名，令呼唤将去则愈。凡中蛊，嚼生黑豆不腥；白矾味甘，皆中蛊也。

丹砂丸 治蛊毒。

雄黄（别研） 朱砂（别研）各半两 鬼臼 巴豆（去皮、心油）各一两

上为细末，炼蜜为丸，如大豆大。每服三丸，空心，煎干姜汤送下，当转下恶物并蛊毒等，当烦闷，后以鸭为羹食之。

雄麝散 治五种蛊毒。

雄黄末 麝香末各一字

上件药，取生羊肺如指大，以刀开，内雄黄等末，以肺裹吞

之。

矾灰散 治中诸物毒。

晋矾 建茶各等分

上件药为细末，每服二钱，新汲水调下，得吐即效，未吐再服。

惊悸怔忡健忘门（附：虚烦）

惊悸论治

夫惊悸者，心虚胆怯所致也。且心者，君主之官，神明出焉；胆者，中正之官，决断出焉。心气安逸，胆气不怯，决断思虑得其所矣。或因事有所大惊，或闻虚响，或见异相，登高涉险，惊忤心神，气与涎郁，遂使惊悸。惊悸不已，变生诸证，或短气悸乏，体倦自汗，四肢浮肿，饮食无味，心虚烦闷，坐卧不安，皆心虚胆怯之候也。

治之之法，宁其心以壮胆气，无不瘥者矣。

温胆汤 治心虚胆怯，触事易惊，梦寐不祥，异象感惑，遂致心虚胆怯，气郁生涎，涎与气搏，复生诸证，或短气悸乏，或复自汗，四肢浮肿，饮食无味，心虚烦闷，坐卧不安。

半夏（汤泡七次） 竹茹 枳实（去瓤）各二两 陈皮（去白）三两 白茯苓（去皮）一两半 甘草（炙）一两

上㕮咀，每服四钱，水一盏半，生姜五片，枣子一枚，煎至七分，去滓，温服，不拘时候。

远志丸 治因事有所大惊，梦寐不祥，登高涉险，神魂不安，惊悸恐怯。

远志（去心，姜汁淹） 石菖蒲各二两 茯神（去皮木） 白茯苓（去皮） 人参 龙齿各一两。

上为细末，炼蜜为丸，如梧桐子大，辰砂为衣。每服七十丸，用熟水送下，食后临卧。

怔忡论治

夫怔忡者，此心血不足也。盖心主于血，血乃心之主，心乃形之君，血富则心君自安矣。多因汲汲富贵，戚戚贫贱，又思所爱，触事不意，真血虚耗，心帝失辅，渐成怔忡。怔忡不已，变生诸证，舌强恍惚，善忧悲，少颜色，皆心病之候。

《难经》云：损其心者，益其荣。[1] 法当专补真血，真血若富，心帝有辅，无不愈者矣。又有冒风寒暑湿，闭塞诸经，令人怔忡。五饮停蓄，堙塞中脘，亦令人怔忡，当随其证，施以治法。

益荣汤 治思虑过制，耗伤心血，心帝无辅，怔忡恍惚，善悲忧，少颜色，夜多不寐，小便或浊。

当归（去芦，酒浸） 黄芪（去芦） 小草 酸枣仁（炒，去壳） 柏子仁（炒） 麦门冬（去心） 茯神（去木） 白芍药 紫石英（细研）各一两 木香（不见火） 人参 甘草（炙）各半两

上㕮咀，每服四钱，水一盏半，生姜五片，枣一枚，煎至七分，去滓，温服，不拘时候。

龙齿丹 治心血虚寒，怔忡不已，痰多恍惚。

龙齿 附子（炮，去皮脐，切片，姜汁浸一宿） 远志（去心，甘草煮） 酸枣仁（炒，去壳，别研） 当归（去芦，酒浸） 官桂（去皮，不见火） 琥珀（别研） 南星（锉，姜汁浸一宿）各一两 木香（不见火） 紫石英（煅，醋淬七遍） 沉香（别研） 熟地黄（酒蒸，焙）各半两

上为细末，炼蜜为丸，如梧桐子大，朱砂为衣。每服五十丸，用枣汤送下，不拘时候。

---

〔1〕此语出《难经·十四难》，但原文为“损其心者，调其荣卫”。

法丹 治忧愁思虑，谋用过度，或因惊恐，伤神失态，耗伤心血，怔忡恍惚，梦寐不安（方见“五脏门·心小肠虚实论治”）。

茯苓饮子 治痰饮蓄于心胃，怔忡不已。

赤茯苓（去皮） 半夏（汤泡七次） 茯神（去木） 橘皮（去白） 麦门冬（去心）各一两 沉香（不见火） 甘草（炙） 槟榔各半两

上㕮咀，每服四钱，水一盏半，生姜五片，煎至七分，去滓，温服，不拘时候。

排风汤 治风虚冷湿闭塞诸经，令人怔忡（方见“诸风门·中风论治”）。宜加炒酸枣仁煎。

寿星丸 治惊忧思虑，气结成痰，留蓄心包，怔忡惊惕，痰逆恶心，睡卧不安（方见“诸风门·中风论治”）。

健忘论治

夫健忘者，常常喜忘是也。盖脾主意与思，心亦主思，思虑过度，意舍不精，神宫不职，使人健忘。治之之法，当理心脾，使神意清宁，思则得之矣。

归脾汤 治思虑过度，劳伤心脾，健忘怔忡。

白术 茯神（去木） 黄芪（去芦） 龙眼肉 酸枣仁（炒，去壳）各一两 人参 木香（不见火）各半两 甘草（炙）二钱半

上㕮咀，每服四钱，水一盏半，生姜五片，枣子一枚，煎至七分，去滓，温服，不拘时候。

虚烦论治

夫虚烦者，心虚烦闷是也。且人之有血气，分为荣卫，别乎阴阳，荣卫通适，然后阴平阳秘，精神乃治。摄养乖方，荣卫不调，使阴阳二气有偏胜之患，或阴虚而阳盛，或阴盛而阳虚。

《素问》云：阳虚则外寒，阴虚则内热，阳盛则外热，阴盛则内寒。[1]

今虚损之病，阴虚生内热所致也。但虚烦有数证，不可不辨。伤寒大病不复，霍乱吐泻之后，及妇人产后，皆使人心虚烦闷。又有虚火之人，心火内蒸，亦致心烦，治疗之际，不可不详审也。

竹叶汤 治伤寒大病后，及霍乱吐泻后，心虚烦闷，内热不解。

竹叶 麦门冬（去心） 人参 茯苓（去皮） 小麦（炒） 半夏（汤泡七次）各一两 甘草（炙）半两

上㕮咀，每服四钱，水一盏半，姜五片，煎至八分，去滓，温服，不拘时候。

小草汤 治虚劳忧思过度，遗精白浊，虚烦不安。

小草 黄芪（去芦） 当归（去芦，酒浸） 麦门冬（去心） 石斛（去根） 酸枣仁（炒，去壳）各一两 人参 甘草（炙）各半两

上㕮咀，每服四钱，水一盏半，姜五片，煎至八分，去滓，温服，不拘时候。

地仙散 治伤寒后，伏暑后，烦热不安，及虚劳烦热（方见“咳喘痰饮门·劳瘵论治”）。

---

〔1〕 此语出《素问·调经论》。

心腹痛门

心痛论治

夫心痛之病，医经所载凡有九种，一曰虫心痛，二曰疰心痛，三曰风心痛，四曰悸心痛，五曰食心痛，六曰饮心痛，七曰寒心痛，八曰热心痛，九曰去来心痛。其名虽不同，而其所致，皆因外感六淫，内沮七情，或饮啖生冷果食之类，使邪气搏于正气，邪正交击，气道闭塞，郁于中焦，遂成心痛。

夫心乃诸脏之主，正经不可伤，伤之则痛。若痛甚手足青过节者，则名曰真心痛。真心痛者，旦发夕死，夕发旦死。若乍间乍甚成疹而不死者，名曰厥心痛，不过邪气乘于心支别络也。

寸口脉紧，心脉甚急，皆主心痛。又有痛甚而心脉沉伏者有之矣。王叔和云：心腹痛，脉沉细瘥；浮大弦长命必殂。治法当推其所自而调之，痛无不止矣。

《续方》心痛评治：夫心痛之病，有真心痛、有厥心痛。心乃五脏六腑之所主，法不受病。其痛甚，手足青而冷者，名曰真心痛。此神去气竭，旦发夕死，夕发旦死。或六淫七情之所伤，五脏之气冲逆，其痛乍间乍甚成疹而不死者，名曰厥心痛，此皆邪气乘于心支别络也。

大抵痛为实，痛宜下，寒宜温。温利之药却痛散主之。若妇人血刺心痛仓卒，取功效之速，立应散主之。其诸心痛各方审处而用之，以平为期。

加味七气汤 治喜、怒、忧、思、悲、恐、惊七气为病，发则心腹刺痛不可忍，时发时止，发则欲死，及外感风寒湿气作痛，亦宜服之。

半夏（汤泡七次）三两　桂心（不见火）　玄胡索（炒，去皮）各一两　人参　甘草（炙）各半两　乳香三钱

上㕮咀，每服四钱，水一盏半，生姜七片，枣一枚，煎至七分，去滓，食前温服。妇人血痛，加当归煎。

九痛丸　治九种心痛，腹胁气胀，不欲饮食。

附子（炮，去皮脐）二两　干姜（炮）　吴茱萸（炒）　狼毒（锉，醋拌，炒黄）　人参各一两　巴豆半两（去壳油）

上细末，炼蜜为丸，如梧桐子大。每服三丸，热汤送下，不拘时候。

愈痛散　治急心痛、胃痛。

五灵脂（去砂石）　玄胡索（炒，去皮）　蓬莪术（煨，锉）　良姜（锉，炒）　当归（去芦，洗）

上等分，为细末，每服二钱，热醋汤调服，不拘时候。

芜荑散　治大人、小儿蛔咬心痛。《经》云：虫贯心则杀人，欲验之，大便不可忍，或吐青黄绿水涎沫，或吐虫出，发作休止，此是蛔心痛也，宜速疗之。

干漆（捶碎，炒火烟尽）一两　雷丸 芜荑各半两

上为细末，每服三钱，温水七分盏，调和服，不拘时候。甚者不过三服，小儿每服半钱重。

烧脾散　治饮啖生冷果菜，寒留中焦，心脾冷痛不可忍，及老幼霍乱吐泻。

干姜（炮）　厚朴（姜制，锉，炒）　草果仁　缩砂仁　神曲（锉，炒）　麦糵（炒）　橘红　良姜（锉，炒）　甘草（炙）各等分

上为细末，每服三钱，用热盐汤点服，不拘时候。

却痛散（《续方》）　治心痛不可忍者。

高良姜一两（锉如骰子，火煨）　巴豆五枚（去壳）

上和，炒令转色，去巴豆不用，研为细末。每服二钱，用热

酒调服，不拘时候。

立应散（《续方》） 治妇人血刺心痛。

玄胡索（不拘多少，去皮，炒令转色，不可焦）

上为细末，每服二钱，酒一盏，煎至七分服，不拘时候。不能饮者，以陈米饮调下，酒调亦得。二者不若酒煮快。

诸汗门

自汗论治

《难经》云：心之液为汗。[1] 凡自汗出者，皆心之所主也。人之气血应乎阴阳，和则平，偏则病。阴虚阳必凑，故发热自汗；阳虚阴必乘，故发厥自汗。又况伤风、中暑、伤湿、喜怒、惊悸、房室、虚劳、历节、肠痈、痰饮、产蓐等病，皆能致之。

更有盗汗一证，睡著汗自出，亦由心虚所致。

脉来微而涩，濡而虚，虚而弱，皆主自汗。

桂枝汤 治伤风，脉浮，自汗，恶风。

桂枝（不见火） 白芍药各一两，甘草（炙）半两

上㕮咀，每服四钱，水一盏半，生姜五片，大枣二枚，煎至八分，去滓，温服，不拘时候。发汗汗不止者，谓之漏风，宜加炮熟附子煎。

消暑丸 治中暑脉虚，自汗烦渴。

半夏一斤（好醋五升煮干） 茯苓（去皮）半斤 甘草半斤

上为细末，生姜自然汁为丸，如梧桐子大。每服百丸，熟水咽下，不拘时候。此药臻至修治，用之极效。中暑为患下即苏，伤暑发热头痛，用之尤验。夏中常服，止渴利小便，虽多饮水亦不为害。应是暑药，皆不及之。

术附汤 治中湿，脉细，自汗，体重。

白术四两 附子（炮，去皮脐）一两半 甘草（炙）二两

---

〔1〕此语出《难经·三十四难》，但其为"心色赤……其液汗"。

上㕮咀，每服四钱，水一盏半，姜七片，煎至七分，去渣，温服，不拘时候。

黄芪汤 治喜怒惊恐，房室虚劳，致阴阳偏虚，或发厥自汗，或盗汗不止，悉宜服之。

黄芪（去芦，蜜水炙）一两半 白茯苓（去皮） 熟地黄（酒蒸） 肉桂（不见火） 天门冬（去心） 麻黄根 龙骨各一两 五味子 小麦（炒） 防风（去芦） 当归（去芦，酒浸） 甘草（炙）各半两

上㕮咀，每服四钱，水一盏半，生姜五片，煎至七分，去滓，温服，不拘时候。发厥自汗，加熟附子；发热自汗，加石斛。

芪附汤（《续方》） 治气虚阳弱，虚汗不止，肢体倦怠。

黄芪（蜜水炙） 附子（炮，去皮脐）各等分

上㕮咀，每服四钱，姜五片，水一盏半，煎至七分，去滓，温服。

眩晕门

眩晕论治

《素问》云：诸风掉眩，皆属于肝。[1] 则知肝风上攻，必致眩晕。所谓眩晕者，眼花屋转，起则眩倒是也。由此观之，六淫外感，七情内伤，皆能所致。

当以外证与脉别之。风则脉浮，有汗，项强不仁；寒则脉紧，无汗，筋挛掣痛；暑则脉虚，烦闷；湿则脉细，沉重，吐逆。及其七情所感，遂使脏气不平，郁而生涎，结而为饮，随气上逆，令人眩晕，眉棱骨痛，眼不可开，寸脉多沉，有此为异耳。

与夫疲劳过度，下虚上实，金疮吐衄便利，及妇人崩中去血，皆令人眩晕，随其所因治之，乃活法也。

羌附汤　治中风头眩，恶风自汗，或身体不仁（方见“诸湿门·中湿论治”）。

三五七散[2]治阳虚，风寒入脑，头痛、目眩晕转，如在舟车之上，耳内蝉鸣，或如风雨之声，应风寒湿痹，脚气缓弱等疾，并皆治之。

天雄（炮，去皮）　细辛（洗去叶土）各三两　干姜（炮）　山茱萸（取肉）各五两　防风（去芦）　山药（锉，炒）各七两

---

〔1〕 此语出《素问·至真要大论》。

〔2〕 三五七散：又名“大五七散”和“天雄散”（见《圣惠方》及《普济方》）。

上为细末，每服二钱，用温酒调服，食前。

加味香薷饮 治中暑眩晕，烦闷不苏（方见“诸暑门·中暑论治”）。

芎术汤 治冒雨中湿，眩晕呕逆，头重不食。

川芎 半夏（汤泡七次） 白术各一两 甘草（炙）半两

上㕮咀，每服四钱，水一盏半，姜五片，煎至八分，去滓，温服，不拘时候。

小芎辛汤[1]治风寒在脑，或感湿头重头痛，眩晕欲倒，呕吐不定。

川芎一两 细辛（去芦） 白术（去芦） 甘草（炙）各半两

上锉散，每服四钱，水一盏半，姜五片，茶芽少许，煎至七分，不拘时候，温服。

玉液汤 治七情伤感，气郁生涎，随气上逆，头目眩晕，心嘈忪悸，眉棱骨痛。

大半夏（洗净，汤泡七次，切作片子）

上件，每服四钱，水二盏，生姜七片，煎至七分，去滓，入沉香水一呷温服，不拘时候。

芎归汤 治一切失血过多，眩晕不苏。

芎䓖 当归（去芦，酒浸）

上等分，㕮咀，每服三钱，水一盏半，煎至七分，去滓，温服，不拘时候。

沉香磁石丸 治上盛下虚，头目眩晕，耳鸣耳聋。

沉香半两（别研） 磁石（火煅，醋淬七次，细研，水飞） 胡芦巴（炒） 川巴戟（去心） 阳起石（煅，研） 附子（炮，去皮脐） 椒红（炒） 山茱萸（取肉） 山药（炒）各一两 青盐（别研） 甘菊花（去枝萼） 蔓荆子各半两

---

〔1〕小芎辛汤：补自《普济方·头门》。

上为细末，酒煮米糊为丸，如梧桐子大。每服七十丸，空心盐汤送下。仓卒不能办此，沉香汤送下养正丹（方见“咳喘痰饮门·喘论治”）亦可。

胁痛评治

夫胁痛之病，医经曰：两胁者，肝之候。又云：肝病者，两胁下痛。[1] 多因疲极、嗔怒、悲哀、烦恼、谋虑、惊忧，致伤肝脏。肝脏既伤，积气攻注，攻于左，则左胁痛；攻于右，则右胁痛；移逆两胁，则两胁俱痛。久而不愈，流注筋脉，或腰脚重坠，或两股筋急，或四肢不举，渐至脊膂挛急疼痛。气遇风搏，则胁下结块；气遇寒搏，则胁肋骨痛，下连小腹，上引心端。

大抵诸气，惟膀胱气胁下痛最难治，神保丸能治之。更有肝之积，名曰肥气，在左胁下，大如覆杯，其病左胁下痛，连引小腹，足寒转筋。肺之积，名曰息贲，在右胁下，覆大如杯，其病喘息奔溢。肝积肥气丸主之，肺积息贲汤主之，方载后。

枳芎散（《续方》）治左胁刺痛，不可忍者。

枳实（炒） 川芎各半两 粉草（炙）二钱半

上为细末，每服二钱，姜枣煎汤调服，酒调亦可，不拘时候。

推气散（《续方》） 治右胁疼痛，胀满不食。

枳壳（去瓤，麸炒） 桂心（去粗皮，不见火） 片子姜黄（洗）各半两 甘草（炙）三钱

上为细末，每服二钱，姜枣煎汤调服，热酒调服亦可，不拘时候。

神保丸（《续方》） 治膀胱气，胁下痛，或病项筋痛，久而不愈，流入背膂，并皆治之。

木香 胡椒各一分 全蝎七枚 巴豆十枚（去皮心，研）

---

〔1〕 此语出《素问·脏气法时论》。

上为细末，入巴豆令均，汤浸蒸饼为丸，如绿豆大，朱砂为衣。每服七粒，用茴香酒送下，食前。

肥气丸（《续方》） 治肝之积，在左胁下，如覆杯，有头足，如鱼鳖状，久久不愈，发咳逆痎疟，连岁不已。

青皮（去白，锉炒）一两 川当归（去芦，洗，焙）一两 蛇含石[1]（火煅，醋淬七吹）三分 苍术（削去皮，米泔浸一宿，锉，炒）一两 蓬术（切） 京三棱（切） 铁艳粉各一两半（与三棱、蓬术同入醋煮一伏时）

上为细末，醋煮米糊为丸，如绿豆大。每服四十丸，当归浸酒，食前服。

息贲汤（《续方》） 治肺之积，在右胁下，大如覆杯，久久不愈，病洒洒寒热，气逆喘咳，发为肺痈。

半夏（汤泡七次） 吴茱萸（炒） 桂心（不见火）各七钱半 人参 桑白皮（炙） 葶苈（微炒） 甘草（炙）各三钱半

上㕮咀，每服四钱，水一盏半，生姜七片，枣二枚，煎至七分，去滓，食前温服。

---

〔1〕 蛇含石：苏颂云："蛇冬蛰时所含土，至春发蛰吐之而去，大如弹丸，坚如石，外黄内黑色，二月采之。"治疟、痢，小儿项软等。

诸疝门

诸疝论治

巢氏云：疝者，痛也。皆由荣卫虚弱，饮食寒温不调，致风冷邪气乘虚入于腹中，遂成诸疝。发则小[1]腹疼痛，痛或绕脐，或逆上抢心，引心皆痛，甚则手足厥冷，自汗呕逆，或大小便秘难。大抵诸疝之脉，脉当弦紧，盖弦者寒也，紧者痛也。

疝有七证，厥疝、癥疝、寒疝、气疝、盘疝、附疝、狼疝是也。何以言之？厥疝则心痛足冷，食已则吐；癥疝腹中气乍满，气积如臂；寒疝因寒饮食，卒然胁下腹中痛；气疝腹中乍满乍减而痛；盘疝腹中痛引脐傍；附疝腹痛连脐下，有积聚；狼疝小腹与阴相引而痛。

诸疝不愈，邪气留滞，乃成积聚。其为病也，或左或右，胁下有如覆杯；或脐上下如臂；或腹大如盘，令人羸瘦少气，洒淅寒热，嗜卧，饮食不为肌肤；或腹满呕泄；或遇寒则痛。其脉厥而紧，浮而牢，皆积聚之脉也。但牢强急者生，虚弱急者不可治。

聚香饮子　治七情所伤，遂成七疝，心腹胀痛，痛引腰胁连背，不可俯仰。

檀香　木香　乳香　沉香　丁香（并不见火）　藿香叶各一两　玄胡索（炒，去皮）片子姜黄（洗）　川乌（炮，去皮尖）　桔梗（去芦，锉，炒）　桂心（不见火）　甘草（炙）各半两。

---

〔1〕小：平安书铺植村玉枝轩刻本无此字，今据《医方类聚》补之。

上㕮咀，每服四钱，水一盏半，生姜七片，枣一枚，煎至七分，去滓，温服，不拘时候。

桂枝乌头汤 治风寒疝，腹中痛，逆冷，手足不仁，身体疼痛，灸刺不能疗，及贼风入腹，五脏拘急，不得转侧，发作叫呼阴缩。

大乌头二两半（去皮尖） 桂心（不见火） 白芍药各三两 甘草（炙）二两

上㕮咀，每服四大钱，水二盏，生姜七片，枣一枚，入蜜半匙，煎至七分，去滓，食前温服。

益智仁汤 治疝痛连小腹挛搐，叫呼不已，诊其脉沉紧，是肾经有积冷所致。

益智仁 干姜（炮） 甘草（炙） 茴香（炒）各三钱 乌头（炮，去皮） 生姜各半两 青皮（去白）二钱

上㕮咀，每服四钱，水二盏，入盐少许，煎至七分，去滓，空心食前，温服。

玄附汤 治七疝，心腹冷痛，肠鸣气走，身寒自汗，大腑滑泄。

玄胡索（炒，去皮） 附子（炮，去皮脐）各一两 木香（不见火）半两

上㕮咀，每服四钱，水一盏半，生姜七片，煎至七分，去滓，温服，不拘时候。

金铃子散 治七疝，寒注下焦，少腹引外肾疼痛，大便多闭。

川楝子（去皮核取肉一两，用巴豆七枚，去壳同炒令黄色，去巴豆）

上为细末，每服二钱，热盐酒调服，空心食前。

狼毒丸 治七疝久而不愈，发作无时，脐腹坚硬疼痛。

狼毒（锉，炒）一两 芫花（醋炒） 川乌（炮，去皮尖）各一两 椒红（炒） 干姜（炮） 干漆（炒烟尽） 三棱 鳖甲（醋煮）

没药各半两　全蝎（去毒）九枚

上为细末，醋糊为丸，如梧桐子大。每服四十丸，空心姜汤、温服任下。

熨法　盐半斤，炒极热，以故帛包熨痛处。

阴癞论治

夫阴癞之证有四种，一曰肠癞，二曰气癞，三曰卵胀，四曰水癞是也。《圣惠》云：肾气虚，风冷所侵，流入于肾，不能宣散而然也。《三因》云：阴癞属肝，系宗筋，胃阳明养之。考之众论，俱为至当。多由不自卫生，房室过度，久蓄忧思恐怒之气，或坐卧冷湿处，或劳役无节，皆能致之。

病则卵核肿胀，偏有大小，或坚硬如石，或脐腹绞痛，甚则肤囊肿胀，多成疮毒，轻者时出黄水，甚则成痈溃烂。

大抵卵胀、肠癞皆不易治，气癞、水癞灸之易愈也。又有小儿有生以来便如此者，乃宿疾也。四癞治法，橘核丸用之屡验，谩录于后。

橘核丸　治四种癞病，卵核肿胀，或成疮毒，轻则时出黄水，甚则成痈溃烂。

橘核（炒）　海藻（洗）　昆布（洗）　海带（洗）　川楝子（取肉，炒）　桃仁（麸炒）各一两　厚朴（去皮，姜汁炒）　木通　枳实（麸炒）　延胡索（炒，去皮）　桂心（不见火）　木香（不见火）各半两

上为细末，酒糊为丸，如桐子大。每服七十丸，空心盐酒，盐汤任下。虚寒甚者，加炮川乌一两；坚胀不消者，加硇砂二钱，醋煮旋入。

牡丹皮散　治小儿癞卵偏坠。

防风（去芦）　牡丹皮（去木）

上等分，为细末，每服二钱，温酒调服。如不饮酒，盐汤点服亦可。

灸法 治阴卵偏大㿗病。

关元穴，在脐下三寸，灸百壮良。

癫痫门

癫痫论治

夫癫痫病者，考之诸方所说，名称不同，难于备载。《别录》有五痫之证，一曰马痫，作马嘶鸣，应乎心；二曰羊痫，作羊叫声，应乎脾；三曰鸡痫，作鸡叫声，应乎胃；四曰猪痫，作猪叫声，应乎肾；五曰牛痫，作牛吼声，应乎肺。此五痫应乎五畜，五畜应乎五脏者也。发则眩晕颠倒，口眼相引，目睛上摇，手足搐搦，背脊强直，食顷乃苏。原其所因，皆由惊动，脏气不平，郁而生涎，闭塞诸经，故有是证。或在母腹中受惊，或幼小受风寒暑湿，或因饥饱失宜，逆于脏气而得之者，可随所感，施以治法。

《续方》痫评治：夫痫病者，十岁以下为痫，大抵其发之原，皆因三种，风痫、惊痫、食痫是也。因此三种变作诸痫，若不早治，久成痼疾。其发之状，卒然仆地，口眼相引，或目睛上摇，或手足掣纵，或背脊强直，颈项反折，或摇头弄舌，或数啮齿，皆其证也。但正发搐掣之时，勿捉持之，捉之则曲捩不随也。前方论治详矣，续得二方，用之屡验，又可以为备治之要。

鸱头丸　治风痫不问长幼，发作渐频，呕吐涎沫。

飞鸱头〔1〕一枚（烧炭）　虢丹五钱（细研）　皂角五挺（酥炙）

上为细末，用糯米糊为丸，如绿豆大。每服十五丸，加至二十丸，以粥饮送下，不拘时候。

---

〔1〕飞鸱头：咸平，无毒。《别录》云其主治痫疾。

蛇黄丸 治五痫困积，风热风痰攻心所致。

蛇黄小者二十枚（以猪胆汁拌入，火煅通红，取出地上出火毒，研令极细）

上用狗胆一枚，取汁和粟米饭丸，如绿豆大。每服十五丸，温酒送下，不拘时候，吐涎乃效，长幼皆可服。

控涎丸 治诸痫久不愈，顽涎聚散无时，变生诸证，悉皆治之。

生川乌（去皮） 半夏（洗） 僵蚕（不炒，此三味锉碎，生姜汁浸一宿）各半两 全蝎（去毒）七个 铁粉三钱 甘遂一钱半

上为细末，生姜自然汁打糊为丸，如绿豆大，朱砂为衣。每服十五丸，食后，用姜汤吞下，忌食甘草。

惺神散（《续方》） 治惊痫潮作，仆地不省，口吐涎沫。

雄鸮鹗[1] 一枚（用磁罐盛，以黄泥固济，炭火煅令红）

上为细末，每服二钱，入麝香少许，温酒调服，熟水亦得，不拘时候。

乳朱丹（《续方》） 治癫痫。

乳香（别研） 朱砂（细研，水飞）

上用乳香熔化，拌和朱砂为剂，丸如龙眼大。每服一丸，侧柏叶浸酒磨化，烫温服，不拘时候。

---

〔1〕 鹗：亦名枭鸮，甘温无毒。主治风痫。

诸疟门

诸疟论治

《素问》云：夫疟疾皆生于风。[1] 又云：夏伤于暑，秋必病疟。[2] 此四时之气使然也。或乘凉过度，露卧湿处，饮冷当风，饥饱失时，致令脾胃不和，痰积中脘，遂成此疾，所谓无痰不成疟。

夫病之始发也，必先起于毫毛，伸欠乃作，寒栗鼓颔，头痛如破，渴欲饮冷，或先寒后热，或先热后寒，或热多寒少，或寒多热少，或但热不寒，或但寒不热，或一日一发，或间日一发，或三日一发。

一日一发者，易治；间日一发者，难愈；三日一发者，尤其难愈。

疟之名状不一，有所谓瘅疟、寒疟、温疟、食疟、牝疟、牡疟之类，皆寒热二气之所变化也。

大抵疟脉自弦，弦数者多热，弦迟者多寒；弦小紧者可下之，弦迟者可温之，脉紧数者发汗、针灸之，脉浮大者宜吐之。久而不愈，胁下痞满结为癥瘕，名曰疟母。各分受病之由，以意消息，施以治法。

养胃汤 治寒多热少，或但寒不热，头痛恶心，胸满啘呕，

〔1〕 此语出《素问·疟论》，但原文为“夫痎疟皆生于风。”

〔2〕 此语出《素问·生气通天论》和《素问·阴阳应象大论》，但原文分别为“夏伤于暑，秋为痎疟”，“夏伤于暑，秋必痎疟”。

身体疼痛，栗栗振寒；面色青白，不进饮食，脉来弦迟。

厚朴（姜制，炒） 藿香叶 半夏（汤泡七次） 白茯苓（去皮）各一两 人参 甘草（炙） 橘红各三分 草果仁 苍术（米泔水浸一宿，削去皮，锉，炒）各半两

上㕮咀，每服四钱，水一盏半，生姜七片，枣子一枚，煎至八分，去滓，温服。多寒者，内加附子煎。

清脾汤 治瘅疟，脉来弦数，但热不寒，或热多寒少，膈满能食，口苦舌干，心烦渴水，小便黄赤，大腑不利。

青皮（去白） 厚朴（姜制，炒） 白术 草果仁 柴胡（去芦）茯苓（去皮） 半夏（汤泡七次） 黄芩 甘草（炙）各等分

上㕮咀，每服四钱，水一盏半，姜五片，煎至七分，去滓，温服，不拘时候。

万安散 治一切疟疾，得病之初，以其气壮，进此药以取效，气虚胃弱及妊妇不宜服之。

苍术（泔水浸，去黑皮，锉，炒） 厚朴（姜制，炒） 陈皮（去白） 槟榔 常山（酒浸一宿） 甘草（炙）

上六味，各一钱半重，和匀，用水二盏，酒一盏，煎至一盏半，去滓，夜露一宿，当发日，分作两服。烫[1]温早晨进一服，俟其发时，再进一服。忌食热物片时。

红丸子 专治食疟。

蓬术 京三棱（醋煮）各二两 胡椒一两 青皮（炒香）三两 阿魏一钱（醋化）

上为末，别用陈仓米末同阿魏醋煮糊为丸，如梧桐子大。每服五十丸，加至百丸，用姜汤吞下；或因食生果成疟，用麝香汤吞下。

加味香薷饮 治伏暑成疟，烦闷多渴，微微振寒，寒罢大

〔1〕烫：《医方类聚》等刻本为“荡”，今据《普济方》改。

热，小便黄赤，或背寒面垢。（方见“诸暑门·中暑论治”）

鳖甲饮子 治疟疾久不愈，胁下痞满，病人形瘦，腹中结块，时发寒热，名曰疟母。

鳖甲（醋炙） 白术 黄芪（去芦） 草果仁 槟榔 芎䓖 橘红 白芍药 甘草（炙） 厚朴（姜制，炒）

上等分，㕮咀，每服四钱，水一盏半，生姜七片，枣子一枚，乌梅少许，煎至七分，去滓，温服，不拘时候。

七枣汤 治五脏气虚，阴阳相胜，作为痎疟，不问寒热先后，与夫独作、叠作、间日，悉主之。

附子一枚（炮裂，以盐水浸再炮，如此七次，不浸，去皮脐）

上㕮咀，水半碗，生姜七片，枣七枚，煎至八分盏，当发日，去滓，空心温服。川乌亦可用。

果附汤 治脾寒疟疾不愈，振寒少热，面青不食，或大便溏泄，小便反多。

草果仁 附子（炮，去皮脐）

上等分，㕮咀，每服半两，水二盏，生姜七片，枣一枚，煎至七分，去滓，温服，不拘时候。

灸法 治疟疾久不愈，不问男女，于大椎中第一骨节处，灸三七壮，立效。或灸第三骨节亦可。

水肿门

水肿论治

水肿为病，皆由真阳怯少，劳伤脾胃，脾胃既寒，积寒化水。盖脾者，土也；肾者，水也。肾能摄水，脾能舍水。肾水不流，脾舍堙塞，是以上为喘呼咳嗽，下为足膝肤肿，面浮腹胀，小便不利，外肾或肿，甚则肌肉崩溃，足胫流水，多致不救。岐伯所谓：水有肤胀、鼓胀、肠覃、石瘕，[1] 种类不一，皆聚水所致。

夫水之始起也，目裹微肿，如卧蚕起之状，颈脉动，喘，时咳，阴股间寒，足胫肿，腹乃大，为水已成，以手按其腹，随手而起，如裹水之状，此其候也。又有蛊胀，腹满不肿；水肿，面目四肢俱肿。

治蛊以水药，治水以蛊药，非其治也。治疗之法，先实脾土，脾实则能舍水，土得其政，面色纯黄，江河通流，肾水行矣，肿满自消。次温肾水，骨髓坚固，气血乃从，极阴不能化水成冰，中焦温和，阴水泮流，然后肿满自消而形自盛，骨肉相保，巨气乃平。

然此病证，不可治者有五（五证见《巢氏病源》）。然水病最难治，特须慎于口味，戒房劳、谑戏，若不能戒此，愈而复病者多矣。

《经》云：治水之法，腰以上肿宜发汗，腰以下肿宜利小便。[2] 此至当之论。然肿满最慎于下，当辨其阴阳。阴水为病，

---

〔1〕 此见《灵枢·水胀》篇。

〔2〕 此《经》云见《金匮要略·水气病脉证并治》，但其文为“诸有水者，腰以下肿，当利小便；腰以上肿，当发汗乃愈。”

脉来沉迟，色多青白，不烦不渴，小便涩少而清，大腑多泄，此阴水也，则宜温暖之剂，实脾散、复元丹是也。阳水为病，脉来沉数，色多黄赤，或烦或渴，小便赤涩，大腑多闭，此阳水也，则宜用清平之药，如疏凿饮子、鸭头丸是也。

又有年少血热生疮，变为肿满，烦渴，小便少，此为热肿。《素问》所谓阳结者，[1] 肿四肢是也。

实脾散 治阴水，先实脾土。

厚朴（去皮，姜制，炒） 白术 木瓜（去瓤） 木香（不见火） 草果仁 大腹皮 附子（炮，去皮脐） 白茯苓（去皮） 干姜（炮）各一两 甘草（炙）半两

上㕮咀，每服四钱，水一盏半，生姜五片，枣子一枚，煎至七分，去滓，温服，不拘时候。

复元丹 治阴水，次温肾水。

附子（炮）二两 木香（煨） 茴香（炒） 川椒（炒出汗） 独活（去芦） 厚朴（姜制，炒） 橘红 吴茱萸（炒） 桂心（不见火） 白术 肉豆蔻（面裹煨） 槟榔各半两，泽泻一两

上为细末，面糊为丸，如梧桐子大。每服七十丸，用紫苏汤送下，空心食前。

疏凿饮子 治水气，通身洪肿，喘呼气急，烦躁多渴，大小便不利，服热药不得者。

泽泻 赤小豆（炒） 商陆 羌活（去芦） 大腹皮 椒目 木通 秦艽（去芦） 槟榔 茯苓皮

上等分，㕮咀，每服四钱，水一盏半，生姜五片，煎至七分，去滓，温服，不拘时候。

葶苈丸 治肿满，水气蛊胀。

甜葶苈半两 白术半两 桑白皮 赤茯苓 防已各三分 牵

[1] 此见《素问·阴阳别论》，其文为“结阳者，肿四肢。”

牛半两（半生半熟） 羌活 陈皮 泽泻各三分 郁李仁（烫去皮，熬紫色，称三分，与葶苈二味别研如膏，令极细）

上为细末，与上二味同研，炼蜜和，入臼内杵之，丸如桐子大。初服十丸，空心晚食前，一日二服，生姜橘皮汤下，不知加至二三十丸，以知为度。或加萝卜子、甘遂二分，切片炒。

鸭头丸 治水肿，面赤烦渴，面目肢体悉肿，腹胀喘急，小便涩少。

甜葶苈（略炒） 猪苓（去皮） 汉防己各一两[1]

上为细末，绿头鸭血为丸，如梧桐子大。每服七十丸，用木通汤送下。

麻黄甘草汤 治水肿，从腰以上俱肿，以此汤发汗。

麻黄（去根节）四两 甘草二两

上㕮咀，每服三钱，水一盏半，煮麻黄再沸，内甘草煎至八分，取汗，慎风冷。有人患气促，积久不瘥，遂成水肿，服之有效。但此药发表，老人不可轻用，更宜详审。

七皮饮

大腹皮 陈皮 茯苓皮 生姜皮 青皮 地骨皮 甘草皮各半两[2]

上为细末，每服三钱，水一大盏，煎至八分，温服，无时候。

赤小豆汤 治年少血气俱热，遂生疮疥，变为肿满，或烦或渴，小便不利。

赤小豆（炒） 当归（去芦，炒） 商陆 泽泻 连翘仁 赤芍药 汉防己 木猪苓（去皮） 桑白皮（炙） 泽漆各半两[3]

---

〔1〕原书为“以上各一两”，今略“以上”二字。

〔2〕原书为“以上各半两”，今略“以上”二字。

〔3〕原书为“以上各半两”，今略“以上”二字。

上㕮咀，每服四钱，水一盏半，生姜五片，煎至八分，去滓，温服，不拘时候。热甚者，加犀角二钱半。

三仁丸 治水肿喘急，大小便不利。

郁李仁 杏仁（炮，去皮尖） 薏苡仁各一两

上为细末，用米糊为丸，如梧桐子大。每服四十丸，不拘时候，米饮下。

脾约麻仁丸 虽不言治肿，然水肿人，肾肿水光，不可行者，三服神验。

麻仁五两（别研） 枳实（麸炒）半斤 厚朴（去粗皮，姜制）半斤 芍药半斤 大黄（去皮）一斤（蒸切） 杏仁（烫去皮，炒黄，别研）五两

上前二味，别研如泥，用四味为细末，入臼杵匀，蜜丸如梧子大。每服二十丸，临卧温水下，以大便通利为度，未利再服。此是古法今治，肾肿水光，只一二服，以退为度，不必利可也。

涂脐膏 治水肿，小便绝少。

地龙 猪苓（去皮） 针砂各一两[1]

上为细末，擂葱涎调成膏，敷脐中约一寸高阔，绢帛束之，以小便多为度，日两易。

加味肾气丸 治肾虚腰重脚重，小便不利。

附子（炮）二两 白茯苓（去皮） 泽泻 山茱萸（取肉） 山药（炒） 车前子（酒蒸） 牡丹皮（去木）各一两 官桂（不见火） 川牛膝（去芦，酒浸） 熟地黄各半两

上为细末，炼蜜为丸，如梧桐子大。每服七十丸，空心，米饮下。

---

[1] 原书为“以上各一两”，今略“以上”二字。

脚气门

脚气论治

《千金》言：脚气皆由感风毒所致。又《经》云：地之寒暑风湿皆作蒸气，足常履之，遂成脚气。然古来无脚气之说，黄帝时名为厥，两汉之间，名曰缓风，宋齐之后，谓之脚气。其名虽不同，其实一也。以此观之，寒暑风湿，皆能致此，非特风毒而已矣。

脚气之病，初得不觉，因他病乃始发动，或奄然大闷，经两三日方乃觉之，先从脚起，或缓弱疼痹，或行起忽倒，或两胫肿满，或足膝枯细，或心中怔悸，或小腹不仁，或举体转筋，或见食吐逆，恶闻食气，或胸满气急，或遍体酸痛，此其候之不同也。

大抵寒中三阳，所患必冷；暑中三阴，所患必热。诚哉斯言！若论其脉浮而弦者，起于风；濡而弱者，起于湿；洪而数者，起于热；迟而涩者，起于寒。

风者，汗而愈；湿者，温而愈；热者，下而愈；寒者，熨而愈。凡得脚气，速宜针灸之。唯用汤淋洗者，医之大禁也。

观夫脚气，皆由肾气虚而生，然妇人亦有病脚气者，必因血海既虚，宿怀嗔恚，复感悲伤，遂成斯疾。今妇人病此者甚众，知妇人以血海虚而得之，与男子肾虚类矣。治妇人之法与男子用药固无异，但兼以治忧恚药，无不效也。且补泻之法，当顺四时，春秋二时，宜急补泻；夏月疾盛，专须汗利；入冬以后，须量人之盛衰，微加滋补，不然则气血[1]日衰，必使年年遇蒸热而作，理之必然也。

治法大概无越于斯，又当于四时中，仅加调摄。不得久坐、久立冷湿之地，暑月亦不当露坐湿处，能慎于此，依法随证治之，无不瘥矣。

《续方》脚气评治：夫脚气之病，昔人命名不一，今人谓之脚气。男子得之，受病于肾；妇人得之，受病于血海。寒暑风湿，嗔恚悲伤，皆能致此。脚气之候，有轻有重，有干有湿，有阴有阳，有虚有实。治疗之法，脚气虽曰壅疾无补法，惟当泻之，理固然也。愚者之见，亦可补之，当顺四时之序而补泻之。春夏宜汗利，秋冬乘疾小歇，微加滋补，不然则气血日衰，必使年年遇蒸而疾作也。此外，更宜针之灸之。若用汤淋洗者，医之大禁也。前方论治，该载甚详，兹叙大略，更与后方随证参考用之，无不瘥者也。

独活寄生汤 治肝肾虚弱，或久履湿冷之地，或足汗脱履，或洗足当风，为湿毒内攻，两胫缓纵，挛痛痹弱，或皮肉紫破有疮，足膝挛重。

川独活三两 桑寄生（如无以续断代） 杜仲（炒去丝） 川牛膝（去芦，酒浸） 细辛（洗去叶土） 官桂（不见火） 白茯苓（去皮） 防风（去芦） 川芎 川当归（去芦） 人参 熟地黄 芍药 秦艽（去土）各二两 甘草（炙）半两

上㕮咀，每服四钱，水一盏半，姜五片，煎七分，去滓，温服，不拘时候。气虚下利，或中脘不快者，除地黄，倍加生姜；妇人新产，患腹痛不可转动，及腰部痛挛痹弱，不可屈伸者，亦宜服之，大能除风消血。

槟榔汤 治一切脚痛，顺气防壅。

[1] 血：平安书铺植村玉枝轩刻本无此字，今据《医方类聚》补之。

槟榔　香附子（去毛）　陈皮（去白）　紫苏叶　木瓜（去瓤）　五加皮　甘草（炙）各一两

上㕮咀，每服四钱，水一盏半，生姜五片，煎至八分，去滓，温服。妇人脚气多由血虚，加当归半两；室女脚痛多由血实，加赤芍药一两半；大便秘结，虚弱者加枳实，壮盛者加大黄，并不拘时候。

大腹皮散　治诸证脚气肿满，小便不利。

大腹皮三两　干宣木瓜（去瓤）二两半　紫苏子（微炒）　槟榔　荆芥穗　乌药　橘红　紫苏叶各一两　萝卜子（炒）半两　沉香（不见火）　桑白皮（炙）　枳壳（去瓤，麸炒）各一两半

上㕮咀，每服四钱，水一盏半，姜五片，煎至八分，去滓，温服，不拘时候。

神乌丸　治远年日近干湿脚气。

川乌（炮，去皮脐，切片，炒令变色）　虎胫骨（酥炙）　海桐皮　川萆薢各一两　川牛膝（去芦，酒浸）　肉苁蓉（酒浸）各一两半　金毛狗脊（燎去毛）半两

上为细末，用木瓜膏子为丸，如梧桐子大。每服七十丸，空心食前，用温酒送下。造木瓜膏法：先用好艾叶以盐水洒湿，蒸炊久，再洒再蒸，凡三次；用宣木瓜一个，去皮瓤，切下盖，作瓮子，填艾叶在内，却用盖子合定，再蒸极软，取去艾叶不用，只将木瓜细研为膏。

加减槟榔汤（《续方》）　治一切脚气。脚气名曰壅疾，贵乎疏通，春夏宜服之。

槟榔　陈皮（去白）　紫苏叶各一两　甘草（炙）半两

上㕮咀，每服半两，水一盏半，生姜五片，煎至八分，去滓，温服，不拘时候。如脚痛不已者，加宣木瓜、五加皮煎；妇人脚痛，加当归煎；室女脚痛，多是肝血盈实，宜加赤芍药煎，师尼寡妇，亦宜服之；中满不食者，加枳实煎；痰逆或呕者，加

半夏煎；脚痛大便不通者，用此汤下青木香丸，如更不通加大黄煎；小便不利者，加木通煎；转筋者，加吴茱萸煎；脚肿而痛者，加大腹皮、木瓜煎；足痛而热者，加地骨皮煎。

加味四斤丸（《续方》） 治肝肾俱虚，精血不足，足膝酸弱，步履无力。如受风寒湿气，以致脚痛脚弱者，最宜服之。

虎胫骨（酥炙）二两 天麻 宣木瓜（去皮瓤，一个，蒸） 肉苁蓉（酒润，焙） 川乌（炮，去皮）各一两 川牛膝（洗，去芦，酒润）一两半 没药（别研） 乳香（别研）各半两

上为细末，入木瓜膏杵和，入少酒糊为丸，如梧桐子大。每服七十丸，空心食前，用温酒、盐汤任下。

消渴门

消渴论治

消渴之疾，皆起于肾。盛壮之时，不自保养，快情纵欲，饮酒无度，喜食脯炙醯醢，或服丹石，遂使肾水枯竭，心火燔炽，三焦猛烈，五脏干燥，由是消渴生焉。

医经所载，有消渴、内消、强中三证。消渴者，多渴而利；内消者，由热中所作，小便多，于所饮食物皆消作小便，而反不渴，令人虚极短气；强中者，茎长兴盛，不交精液自出。皆当审处，施以治法。

大抵消渴之人，愈与未愈，常防患痈疾。其所慎者有三：一饮酒，二房劳，三碱食及面。能慎此者，虽不服药而自可愈。不如此者，纵有金丹，亦不可救，深思慎之。

加减肾气丸 治劳伤肾经，肾水不足，心火自用，口舌焦干，多渴而利，精神恍惚，面赤心烦，腰痛脚弱，肢体羸瘦，不能起止。

山茱萸（取肉） 白茯苓（去皮） 牡丹皮（去木） 熟地黄（酒蒸） 五味子 泽泻 鹿角（镑） 山药（锉，炒）各一两 沉香（不见火） 官桂（不见火）各半两

上为细末，炼蜜为丸，如梧桐子大。每服七十丸，用盐汤、米饮任下。弱甚者，加附子一两，兼进黄芪汤。

荠苨丸 治强中为病，茎长兴盛，不交精液自出，消渴之后，多作痈疽，多由过服丹石所致。

茅苊[1] 大豆（去皮） 茯神（去木） 磁石（煅，研极细） 玄参 栝蒌根 石斛（去根） 地骨皮（去木） 熟地黄（酒浸） 鹿角各一两 沉香（不见火） 人参各半两

上为细末，用猪肾一具，煮如食法，令烂，杵和为丸，如梧桐子大。每服七十丸，空心，用盐汤送下。如不可丸，入少酒糊亦可。

猪肚丸 治消渴。

猪肚一枚（治如食法） 黄连（去芦） 小麦（炒）各五两 天花粉 茯苓（去木）各四两 麦门冬（去心）二两

上五味为末，内猪肚中缝，塞安甑中，蒸之极烂，木臼中杵和丸，如梧桐子大。每服七十丸，米饮送下，随意服之。如不能丸，入少炼蜜。

---

〔1〕茅苊：甘寒，无毒。主咳嗽、消渴、强中，疮毒疔肿，治虫蛇咬。

小便门

淋利论治（附：尿血）

膀胱不利为癃闭，此由饮酒房劳，或动役冒热，或饮冷逐热，或散石发动，热结下焦，遂成淋闭。亦有温病后，余热不散，霍乱后当风取凉，亦令人淋闭。

淋闭之为病，种凡有五，气、石、血、膏、劳是也。气淋为病，小便涩，常有余沥；石淋为病，茎中痛，溺卒不得出；膏淋为病，尿似膏出；劳淋为病，劳倦即发，痛引气冲；血淋为病，热即发，甚则尿血，候其鼻头色黄者，小便难也。

《续方》淋利评治：夫淋利两证，医经曰：膀胱不利为癃，不约为遗尿[1]。又云：膀胱者，州都之官，津液藏焉，气化则能出焉[2]。人之有生，将理失宜，役用过度，劳伤肾经，肾脏有热，热留膀胱，流入脬脏，遂成淋病。肾脏有寒，寒积膀胱，注于脬脏，小便频数或遗尿而不禁，遂成利病。

治疗之法，热则清利之，寒则温固之。清利之法，已具前论，温固之策，备载后方，临病之际，更在详酌焉。

地肤子汤 治下焦热结，小便赤黄不利，数起出少，茎痛或血赤，温病后余热及霍乱后当风取凉过度，饮酒房劳，及行步冒热，冷饮逐热，热结下焦，及散石热动关格，小腹坚，胞胀如斗，诸有此淋，悉皆治之。

---

〔1〕此语出《素问·宣明五气篇》。

〔2〕此语出《素问·灵兰秘典论》。

地肤子一两　知母　黄芩　猪苓（去皮）　瞿麦（去茎叶）　枳实（麸炒）　升麻　通草　葵子　海藻（洗）各半两

上㕮咀，每服四钱，水一盏半，生姜五片，煎至七分，去滓，温服，不拘时候。忌甘草。

通草汤　治诸淋。

通草　王不留行　葵子　茆根[1]　桃胶　瞿麦　当归（去节，洗）　蒲黄（炒）　滑石各一两　甘草（炙）半两

上㕮咀，每服四钱，水一盏半，姜五片，煎至八分，去滓，温服，不拘时候。

琥珀散　治小便不通。

琥珀（不拘多少）

上为细末，每服二钱，用萱草根煎汤调服，灯芯汤调服亦可。

小蓟饮子　治下焦结热血淋。

生地黄（洗）四两　小蓟根　滑石　通草　蒲黄（炒）　淡竹叶　藕节　当归（去芦，酒浸）　山栀子仁　甘草（炙）各半两

上㕮咀，每服四钱，水一盏半，煎至八分，去滓，温服，空心食前。

赤茯苓汤　治小肠实热，面赤多汗，小便不通。（方见“五脏门·心小肠虚实论治”）

宣气散　治小便不通，脐腹急痛。

甘草　木通各三钱　栀子二钱　葵子　滑石各一钱

上为末，每服半钱，灯芯汤[2]调下。

木通散　治小便不通，小腹疼痛不可忍。

木通　滑石各一两　黑牵牛（头末）半两

---

〔1〕茆根：即白茅根。

〔2〕汤：平安书铺植村玉枝轩刻本无此字，今据《普济方》补之。

上为末，每服一钱，水半盏，灯芯十茎，葱白一茎，煎三分，食前温服。

鹿角胶丸 治房损伤中，小便尿血。

鹿角胶半两 油头发灰 没药（别研）各三钱

上为末，用茆根汁打糊为丸，如梧桐子大。每服五十丸，空心盐汤下。

破故纸丸 治肾气虚冷，小便无度。

破故纸（盐炒） 茴香（盐炒）

上等分，为细末，酒糊为丸，如梧桐子大。每服五十丸，或一百丸，空心盐酒、盐汤下。

菟丝子丸（《续方》） 治小便多或不禁。

菟丝子（淘净，酒蒸，焙）二两 五味子一两 牡蛎（煅，取粉）一两 肉苁蓉（酒浸）二两 附子（炮，去皮脐）一两 鸡膍胵半两（微炙） 鹿茸（酒炙）一两 桑螵蛸（酒炙）半两

上为细末，酒糊为丸，如梧桐子大。每服七十丸，食前盐酒、盐汤任下。

萆薢丸（《续方》） 治小便频数，日夜无时。

川萆薢（洗）

上不拘多少，为细末，酒糊为丸，如梧桐子大。每服七十丸，空心食前，用盐汤、盐酒任下。

缩泉丸（《续方》） 治脬气不足，小便频数。

天台乌药 益智仁

上等分，为细末，酒煮山药末糊为丸，如梧桐子大。每服七十丸，临卧用盐汤送下。

白浊赤浊遗精论治

《素问》云：夫精者，身之本也[1]。盖五脏六腑皆有精。肾为都会，关司之所，听命于心，人能法道清静，精气内持，火来坎户，水到离扃，阴平阳秘，精元密固矣。若夫思虑不节，嗜欲过度，遂使水火不交，精元失守，由是为赤浊白浊之患焉。

赤浊者，心虚有热也，多因思虑而得之；白浊者，肾虚有寒也，过于嗜欲而得之。其状漩如油，光彩不定，漩脚澄下，凝如膏糊，皆嗜欲思虑之所致耳。

各分受病之由，施以治法，使坎离既济，阴阳协和，然后火不上炎而神自清，水不下渗而精自固，安有赤浊、白浊之患哉！虽然思虑过度，不特伤心，亦能病脾，脾生虚热而肾不足，故土邪干水亦令人便下浑浊。史载之[2]云：夏则土燥而水浊，冬则土坚而水清，医多峻补则疾愈甚。若以中和之药疗之，水火既济，脾土自坚，其流清矣。

《续方》遗精白浊评治：遗精、白浊二证，脉息多涩，伤精脉也。医经曰：男子二八，肾气盛，天癸至[3]。天癸者，精也。精者，身之本也。肾藏精，藏精者不可伤。皆由不善卫生，喜怒劳逸，忧愁思虑，嗜欲过度，起居不常，遂致心火炎上而不息，肾水散漫而无归，上下不得交养，心肾受病。心受病者，令人遗精、白浊；肾受病者，亦令人遗精、白浊。此皆心肾不交，关键不牢之所致也。

---

〔1〕此语出《素问·金匮真言论》。

〔2〕史载之：名史堪，宋代眉州人，殚精医学，著有《史载之方》二卷等。

〔3〕此语出《素问·上古天真论》。

肾病者，当禁固之；心病者，当安宁之。更有少壮之人，情动于中，所愿不得，意淫于外，而有是证者，施治之法，不宜秘固，秘固则愈甚，惟当以后方猪苓丸主之。盖半夏有利性，猪苓导肾水，导气使通之意也。许学士[1]详言之矣。但虚损精滑之人，却不宜服此药。

方并载于后，临病之际，更宜加审焉。

秘精丸 治下虚胞寒，小便白浊，或如米泔，或若凝脂，腰重无力。

牡蛎（煅） 菟丝子（酒浸，蒸，焙，别研） 龙骨（生用） 五味子 韭子（炒） 桑螵蛸（酒炙） 白茯苓（去皮） 白石脂（煅）各等分

上为细末，酒糊为丸，如梧桐子大。每服七十丸，空心盐酒、盐汤任下。

瑞莲丸 治思虑伤心，便下赤浊。

白茯苓（去皮） 石莲肉（炒，去心） 龙骨（生用） 天门冬（去心） 远志（洗，去心，甘草水煎） 麦门冬（去心） 柏子仁（炒，别研） 紫石英（火煅七次，研令极细） 当归（去芦，酒浸） 酸枣仁（炒，去壳） 龙齿各一两 乳香半两（别研）

上为细末，炼蜜为丸，如梧桐子大，朱砂为衣。每服七十丸，空心温酒、枣汤任下。

羊胫灰丸[2] 治思虑伤脾，脾不摄精，遂致白浊。

厚朴（去皮取肉，姜汁炒）二两 羊胫（炭火煅过通红存性）一两

---

〔1〕 许学士：名许叔微，字知可，宋代真州人，绍兴二年进士，故号许学士，笃嗜医学，著有《伤寒发微论》、《伤寒九十论》、《普济本事方》等书。

〔2〕 羊胫灰丸：亦名理脾丸。

上为细末，白水面糊为丸，如梧桐子大。每服百丸，空心，用米饮汤[1]送下。

固精丸 治嗜欲过度，劳伤肾经，精元不固，梦遗白浊。

肉苁蓉（酒浸，薄切，焙） 阳起石（火煅，研极细） 鹿茸（燎去毛，酥炙） 赤石脂（火煅七次） 川巴戟（捶，去心） 韭子（炒） 白茯苓（去皮） 鹿角霜 龙骨（生用） 附子（炮，去皮脐）各等分

上为细末，酒糊为丸，如梧桐子大。每服七十丸，空心盐酒、盐汤任下。

芡实丸 治劳伤心肾，水火不交，漩面如油，光彩不定，漩脚澄下，凝如膏糊，频数无度，又治遗泄不禁之疾[2]。（方见“诸虚门·虚损论治”）

猪苓丸（《续方》） 治年壮气盛，情欲动心，所愿不得，意淫于外，梦遗白浊。

半夏一两 猪苓二两

上用半夏，锉如豆大，用猪苓为末，先将一半炒半夏黄色，不令焦，地上去火毒半日，取半夏为末，以一半猪苓末调匀和丸，如梧桐子大，候干，更用余猪苓末同炒微裂，入不油沙瓶中养之。每服四十丸，空心温酒、盐汤下。如常服，于申未间冷酒下。

分清散（《续方》） 治小便白浊，漩面如油，或小便频数。

川萆薢 益智仁 天台乌药 石菖蒲

上等分，为细末，每服二钱，水一盏，入盐少许，煎至七分，午后及临卧温服。

---

〔1〕 汤：平安书铺植村玉枝轩刻本无此字，今据《医方类聚》补之。
〔2〕 此方主治取《医方类聚》补之。

三白丸（《续方》） 治遗精白浊，及滑泄盗汗。

龙骨（生用）一两 牡蛎（火煅）一两 鹿角霜二两

上为细末，酒煮面糊为丸，如梧桐子大。每服四十丸，空心食前，用盐汤送下。

腰痛门

腰痛论治

《素问》云：腰者，肾之府。转摇不能，肾将惫矣[1]。审如是说，则知肾系于腰，多因嗜欲过度，劳伤肾经，肾脏既虚，喜怒忧思，风寒湿毒得以伤之，遂致腰痛。又有堕坠闪肭，气凝血滞，亦致腰痛。

大抵腰痛之脉，脉皆沉弦。沉弦而紧者，寒腰痛；沉弦而浮者，风腰痛；沉弦而濡细者，湿腰痛。堕坠闪肭以致气凝血滞而痛者，脉多沉弦而实也。当推其所因，合其脉以治，无不效者矣。

《续方》腰痛评治：夫腰痛者，属乎肾也。多因劳役伤肾，肾脏气虚，风寒冷湿得以袭之，恚郁[2]忧思得以伤之，皆致腰痛。前书论治悉已备载。但堕坠闪肭，血气凝滞而痛者，未有药也，庵蕳丸主之。今之人每患腰痛，不问虚实，多进牵牛之药，殊不知牵牛之为性，能伤肾气，服之未见作效，肾气先有所损矣。倘的是气滞腰痛，进一二服则可，如服之不效，用橘核入盐炒，浸酒放温，送下小七香丸最佳。所谓看不上面，自有奇功。万人肾虚腰痛，牵牛岂宜服也？谨之，谨之！

五积散　治寒伤肾经，腰痛不可俯仰方。（方见“诸寒门·中寒论治”）

---

〔1〕此语出《素问·脉要精微论》。

〔2〕恚郁：《医方类聚》及《普济方》中为“郁怒”。

附术汤 治湿伤肾经，腰肿冷痛，小便自利。

附子（炮，去皮脐） 白术各一两 杜仲（去皮，锉，炒去丝）半两

上㕮咀，每服四钱，水一盏半，生姜七片，煎至七分，去滓，温服，空心食前。

独活寄生汤 治风伤肾经，腰痛如掣，久而不治，流入脚膝为偏枯冷痹缓弱之患。（方见“脚气门·脚气论治”）

小七香丸〔1〕 治郁怒忧思，或因闪肭颠扑，一切气滞腰痛。

上一贴，作二服，橘仁一钱，盐少许，水一盏，煎至七分，放温送下，空心服。

二至丸 治老人弱人，肾气虚损，腰痛不可屈伸。

鹿角（镑）二两 麋角（镑）二两 附子（炮，去皮脐）一两 桂心（不见火）一两 补骨脂（炒）一两 杜仲（去皮，锉，炒丝断）一两 鹿茸（酒蒸，焙）一两 青盐（别研）半两

上为细末，酒糊为丸，如梧桐子大。每服七十丸，空心用胡桃肉细嚼，以盐酒、盐汤任下。恶热药者，去附子，加肉苁蓉一两。

庵蕳丸（《续方》） 治坠堕闪肭，血气凝滞腰痛者。

庵蕳子半两 没药二钱半（别研） 乳香一钱半〔2〕（别研） 杜仲（去粗皮，锉，炒令丝断） 补骨脂（炒） 威灵仙（洗，去芦） 官桂（不见火） 川当归（去芦，酒润，切，焙）各半两

上为细末，酒糊为丸，如梧桐子大。每服七十丸，空心食

---

〔1〕 小七香丸（《和剂局方》）：甘松（炒）八十两、益智仁（炒）六十两、香附子（炒去毛）、丁香皮、甘草（炒）各一百二十两、蓬莪术（煨，乘热碎）、缩砂仁各二十两，上为末，水蒸饼为丸，如绿豆大。每服二十丸，温酒、姜汤、熟水任下。

〔2〕 一钱半：《医方类聚》、《普济方》为“二钱半”。

前，盐酒、盐汤任下。

立安散　专治腰痛。

杜仲（去粗皮，锉，炒令丝断）　橘核（取仁，炒）

上等分为细末，每服二钱，入盐少许，温酒调，食前服。

诸痹门

五痹论治

风、寒、湿三气杂至，合而为痹。皆因体虚腠理空疏，受风寒湿气而成痹也。痹之为病，寒多则痛，风多则行，湿多则著。在骨则重而不举，在脉则血凝而不流，在筋则屈而不伸，在肉则不仁，在皮则寒。逢寒急，逢热则纵，此皆随所受邪气而生证也。

大率痹病，总而言之，凡有五种，筋痹、脉痹、皮痹、骨痹、肌痹是也。筋痹之为病，应乎肝，其状夜卧则惊，饮食多，小便数；脉痹之为病，应乎心，其状血脉不流，令人痿黄，心下鼓气，卒然逆喘不通，嗌干善噫；肌痹之为病，应乎脾，其状四肢懈怠，发咳呕吐；皮痹之为病，应乎肺，其状皮肤无所知觉，气奔喘满；骨痹之为病，应乎肾，其状骨重不可举，不遂而痛且胀。诊其脉大而涩为痹，脉来急者亦为痹，脉涩而紧者亦为痹。又有风血痹，阴邪入于血经故也。外有支饮亦令人痹，当随证施治。

蠲痹汤 治身体烦疼，项背拘急，或痛或重，举动艰难，及手足冷痹，腰腿沉重，筋脉无力。

当归（去芦，酒浸） 赤茯苓 黄芪（去芦） 片子姜黄 羌活各一两半 甘草（炙）半两

上㕮咀，每服四钱，水一盏半，生姜五片，枣子一枚，煎至八分，去滓，温服，不拘时候。

黄芪酒 治风湿痹，身体顽麻，皮肤燥痒，筋脉挛急，言语

蹇涩，手足不遂，时觉不仁。

黄芪（去芦）　防风（去芦）　官桂（不见火）　天麻　萆薢　石斛（去根）　虎骨（酥炙）　白芍药　当归（去芦）　云母粉　白术[1]　茵芋叶[2]　木香（不见火）　仙灵脾　甘草　川续断各一两

上锉如麻豆大，以生绢袋盛，以好酒一斗浸之，春五日，夏三日，秋七日，冬十日，每服一盏，温服之，不拘时候，常令酒气相续为佳。

防风汤　治血痹，皮肤不仁。

防风（去芦）二两　川独活（去芦，洗）　川当归（去芦，洗）　赤茯苓（去皮）　秦艽（去芦，洗）　赤芍药　黄芩各一两　桂心（不见火）　杏仁（去皮尖）　甘草（炙）各半两

上㕮咀，每服四钱，水一钱半，姜五片，煎至七分，去滓，温服，不拘时候。

茯苓汤　治支饮，手足麻痹，多睡眩冒。

半夏（汤泡七次）　赤茯苓（去皮）　橘红各一两　枳实（去瓤，麸炒）　桔梗（去芦）　甘草（炙）各半两

上㕮咀，每服四钱，水一盏半，姜七片，煎至七分，去滓，温服，不拘时候。

---

〔1〕白术：平安书铺植村玉枝轩刻本无此药，今据《医方类聚》补。

〔2〕茵芋叶：平安书铺植村玉枝轩刻本为“茵陈叶”，今据《医方类聚》改。

癥瘕积聚门

积聚论治

夫积有五积，聚有六聚。积者生于五脏之阴气也；聚者成于六腑之阳气也。此由阴阳不和，脏腑虚弱，风邪搏之，所以为积为聚也。有如忧、思、喜、怒之气，人之所不能无者，过则伤乎五脏，逆于四肢，传克不行，乃留结而为五积。故在肝曰肥气，在心曰伏梁，在脾曰痞气，在肺曰息贲，在肾曰奔豚。其名不同，其证亦异。

肥气之状，在左胁下，大如覆杯，肥大而似有头足，是为肝积；诊其脉弦而细，其色青，其病两胁下痛，牵引小腹，足寒转筋，男子为积疝，女子为瘕聚。伏梁之状，起于脐下，其大如臂，上至心下，犹梁之横架于胸膈者，是为心积；诊其脉沉而芤，其色赤，其病腹热面赤，咽干心烦，甚则吐血，令人食少肌瘦。痞气之状，留在胃脘，大如覆杯，痞塞不通，是为脾积；诊其脉浮[1]大而长，其色黄，其病饥则减，饱则见，腹满呕泄，足肿肉削，久不愈，令人四肢不收。息贲之状，在右胁下，大如覆杯，喘息奔溢，是为肺积；诊其脉，浮而毛，其色白，其病气逆，背痛，少气，喜忘，目瞑，肤寒，皮中时痛，或如虱缘，或如针刺。奔豚之状，发于小腹，上至心下，上下无时，有若豚走之状，是为肾积；诊其脉，沉而急，其色黑，其病饥则见，饱则

〔1〕 脉浮：平安书铺植村玉枝轩刻本（1743 年）为“脉微”，今据《医方类聚》改。

减，小腹里急，腰痛口干，目昏骨冷，久不愈，令人骨痿少气。

又如六聚之成于六腑则异是矣，何者？六腑属于三阳，太阳利清气，阳明泄浊气，少阳化精气，有如都会之腑，主转输以为常也。夫苟六腑失常，则邪气聚而不散，始发既无根本，上下无所留止，其痛亦无常处，故在上则格，在下则胀，傍攻两胁，如有杯块，易于转动，故非五积之比也。

凡诊其脉快而紧者，积聚也；脉浮而牢者，积聚也；脉横者，胁下有积聚也；脉来小沉实者，胃中有积聚也。

大抵病各有证，治各有方。如诊心腹积聚，其脉牢强急者生，虚弱急者死。又诸脉实强者生，沉小者死。此又不可不察也。

《续方》积评治：夫积者，伤滞也。伤滞之久，停留不化，则成积矣。且人之脏腑，皆因触冒以成疾病，惟脾胃最易受触。盖日用饮食，稍或过多，停滞难化，或吐或呕，或泄或痢。

当是之时，法宜推荡，然后助养脾胃。所谓推荡者，更宜斟量人之虚实，伤滞之轻重而推荡之。停滞一消，则不成积；克化失宜，久之必成积聚癥瘕矣。

所谓积者，有气积、肉积、酒积、茶积、食积、痰积，更有妇室月经不通，遂成血积。凡治诸积之要，并载于后，倘于前证，参酌而用之可也。

香棱丸 治五积，破痰癖，消癥块，及冷热积聚。

木香（不见火） 丁香各半两 京三棱（细锉，酒浸一宿） 枳壳（去瓤，麸炒） 蓬术（细剉）一两（用去壳巴豆三十粒同炒，巴豆黄色去巴豆不用） 青皮（去白） 川楝子（锉，炒） 茴香（炒）

上等分，为细末，醋煮面糊为丸，如梧桐子大，以朱砂研极细为衣。每服二十丸，炒生姜盐汤下，温酒亦得，不拘时候。

妙应丸 治老人虚人一切虚寒痃癖积块，攻胀疼痛。

黑附子二枚（各重七钱，去皮脐，剜作罐子） 硇砂三钱（用水一

盏，化在碗中，火上熬干，称） 木香（不见火）七钱半 破故纸（微炒） 荜茇各一两

上将飞过硇砂末，分入附子瓮内，却用剜出附子末盖口，用和成白面裹药半指厚，慢炭火内煨令黄色，去面，同木香等为细末，却将原裹附子熟黄面为末，醋调煮糊为丸，如绿豆大。每服十五丸至二十丸，食后，生姜汤送下。

磨积丸 治肠胃因虚气癖于肓膜之外，流于季胁，气逆息难，多日频年，医所不治，久则营卫停凝，一日败浊溃为痈脓，多至不救。

胡椒一百五十粒 木香（不见火）二钱半 全蝎（去毒）十个

上为细末，粟米饮为丸，如绿豆大。每服十五丸，橘皮汤下。

大七气汤 治六聚，状如癥瘕，随气上下，发作有时，心腹疠痛，攻刺腰胁，上气窒塞，喘咳满闷，小腹膜胀，大小便不利，或复泄泻，淋沥无度。

京三棱 蓬术 青皮（去白） 陈皮（去白） 藿香叶 桔梗（去芦，锉，炒） 肉桂（不见火） 益智仁各一两半 甘草（炙）三分 香附子（炒去毛）一两半

上为㕮咀，每服五钱，水二盏，煎至一盏，去滓，温服，食前。

阿魏丸（《续方》） 治气积、肉积，心腹膨满，结块疼痛，或痛连背膂，不思饮食。

木香（不见火） 槟榔各半两 胡椒 阿魏（用醋化开，旋入）各二钱半

上为细末，用阿魏膏子并粟米饭，杵和为丸，如梧桐子大。每服四十丸，不拘时候，用生姜橘皮汤下。

脾积丸（《续方》） 治食积、茶积，饮食减少，面黄腹痛。

陈仓米半斤（用巴豆七粒去壳，用米炒令赤色，去巴豆不用） 青

皮（去瓤，炒） 陈橘红各二两

上为细末，好醋搜和为丸，如豌豆大。每服二十丸，食后，用淡姜汤送下。

曲蘖丸（《续方》） 治酒癖不消，心腹胀满，噫醋吞酸，哕逆不食，胁肋疼痛。

神曲（锉，炒） 麦蘖（炒）各一两 黄连（去须）半两（巴豆三粒去壳，同炒令转色，去巴豆不用）

上为细末，沸汤搜丸，如梧桐子大。每服五十丸，食后，用姜汤吞下。

衮金丸（《续方》） 治痰积中脘，眈瞑呕吐，头疼恶心，时吐酸水。

陈皮（不去白） 天南星（生用） 干姜（洗去灰，生用）各半两 雄黄二钱半（研极细）

上为细末，用生姜自然汁浸，蒸饼为丸，如梧桐子大，以前雄黄末为衣。每服五十丸，食后，生姜汤下。

血病门（附：金疮内损瘀血方）

失血论治（吐血、呕血、唾血）

医经所载，失血有三种，一曰血衄，二曰肺疽，三曰伤胃是也。盖心主血，肝藏血，肺主气，血为营，气为卫，相随上下升降，无有休息者也。六气不伤，七情不郁，营卫调平，则无壅决之虞。节宣失宜，必致壅闭，遂不得循经流注，失其常度，故有妄行之患焉。

夫血之妄行也，未有不因热之所发。盖血得热则淖溢，血气俱热，血随气上，乃吐衄也。大抵脉芤为失血，沉细者易治，浮大者难治。

又有感冒，汗后不解，郁结经络，随气涌泄，而成衄血。思虑伤心，心伤则吐衄，肺伤亦令人唾血。又有折伤吐血。治疗之法，当以证别之，乃可施治。

《续方》吐血呕血唾血评治：夫吐血、呕血、唾血三者，皆谓之失血。盖肺主于气，心主于血，肝藏于血，血之与气，营周一身，相随上下，无有休息者焉。倘乖调摄，营卫差经，血随气逆，遂有妄行之患。所致之由，因大虚损，或饮酒过度，或强食过饱，或饮啖辛热，或忧思恚怒，动扰三经而然。

诸失血之脉，沉细者易治，脉数浮大者难治。且咳血一证，不嗽者易治，兼嗽者为难愈，为肺伤故也。医经云：便血犹可止，咳血不易医。喉不停物，毫发必咳，血渗入喉，愈渗愈咳[1]，愈咳愈渗。饮溲溺者十无一死，服寒凉者百无一生。以此观之，寒凉之剂，不宜过进也。

诸方备列，参而用之，庶得万全耳。

天门冬汤 治思虑伤心，吐衄不止。

远志（去心，甘草水煮） 白芍药 天门冬（去心） 麦门冬（去心） 黄芪（去芦） 藕节 阿胶（蛤粉炒） 没药 当归（去芦） 生地黄各一两 人参 甘草（炙）各半两

上㕮咀，每服四钱，水一盏半，姜五片，煎至八分，去滓，温服，不拘时候。

大蓟散 治饮啖辛热，热邪伤肺，呕吐出血一合或半升许，名曰肺疽。

大蓟根（洗） 犀角（镑） 升麻 桑白皮（炙） 蒲黄（炒） 杏仁（去皮尖） 桔梗（去芦，炒）各一两 甘草（炙）半两

上㕮咀，每服四钱，水一盏半，姜五片，煎至八分，去滓，温服，不拘时候。

鸡苏散 治劳伤肺经，唾内有血，咽喉不利。

鸡苏叶 黄芪（去芦） 生地黄（洗） 阿胶（蛤粉炒） 白茅根各一两 桔梗（去芦） 麦门冬（去心） 蒲黄（炒） 贝母（去心） 甘草（炙） 各半两

上㕮咀，每服四钱，水一盏半，姜五片，煎至七分，去滓，温服，不拘时候。

藕节饮 治吐血、衄血不止。

生藕汁 生地黄汁 大蓟汁各三合 生蜜半匙

上件药汁，调和令匀，每服一小盏，细细冷呷之，不拘时候。

---

〔1〕咳：平安书铺植村玉枝轩刻本为“嗽”，今据《医方类聚》改。

加味理中汤 治饮酒[1]伤胃，遂成呕吐，物与气上冲，与血吐出，或心腹疼痛，自汗，名曰伤胃呕血。

人参 干姜（炮） 白术各一两 干葛 甘草（炙） 各半两

上为细末，每服三钱，水一大盏，煎至七分，去滓，温服，不拘时候。

大蓟汁饮（《续方》） 治唾血、呕血。

大蓟汁 生地黄汁各一合

上件和匀，入姜汁少许，生蜜少许，搅均冷服，不拘时候。

伏龙肝膏（《续方》） 治吐血不止。

伏龙肝末 生地黄汁 麦门冬汁 刺蓟汁各三合 白蜜半匙

上件药相合，以慢火熬如稀饧，不拘时候，含半匙咽之。

锦节丸（《续方》） 治唾血、呕血。

真锦灰 藕节灰各半两 滴乳香一钱（别研）

上为细末，炼蜜为丸，如龙眼大。每服一丸，食后及临卧噙化。

团参散（《续方》） 治唾血咳嗽，服凉药不得者。

人参一两 黄芪一两（蜜水炙） 百合（蒸）半两 飞罗粉一两

上为细末，每服二钱，食后用白茅根煎汤调服。茅花煎汤亦可。

便血评治

夫大便下血者，多因过饱，饮酒无度，房室劳损，荣卫气虚，风冷易入，邪热易蕴，留注大肠，则为下血。血色鲜者风也，色如小豆汁者寒也，浊而色黯者热也，久而不愈，必为痔漏

〔1〕 酒：平安书铺植村玉枝轩刻本为“食”，今据《医方类聚》改。

之疾矣。

脉来浮弱，按之带芤者，下血也。治之之法，风则散之，热则清之，寒则温之，虚则补之。所增之方，并载于后，更与肠风论中，加以参订而用之，未有不奏效者也。

乌梅丸（《续方》） 治大便下血不止。

乌梅三两（烧存性用）

上为细末，好醋打米糊为丸，如梧桐子大。每服七十丸，空心食前，用米饮送下。

聚金丸（《续方》） 治大肠蓄热，或因酒毒下血不已。

黄连（去芦）四两（一两水浸晒干，一两炒，一两炮，一两生用） 防风（去芦） 黄芩各一两

上为细末，醋糊为丸，如梧桐子大。每服七十丸，用米饮送下，不拘时候。

金疮内损瘀血方

夺命散 治金疮打损，及从高坠下，木石所压，内损瘀血，心腹疼痛，大小便不通，气绝欲死。

红蛭（用石灰慢火炒令焦黄色）半两 大黄二两 黑牵牛二两

上件为末，每服三钱，用热酒调下，如人行四五里，再用热酒调牵牛末二钱催之，须脏腑转下恶血成块或成片，恶血尽则愈。

诸虚门

虚损论治

医经所说诸虚百损，《难经》所有五损[1]，不过因虚而致损也。《素问》云：恬淡虚无，真气从之，精神内守，病安从来[2]？人能法道清净，精神内持，疴疾不起，乃知固养之道也。不自卫生，或大病未复，便合阴阳；或疲极筋力，饥饱失节，尽神度量；或叫呼走气，荣卫虚损，百病交作；或吐血、衄血、便血、泻血、遗泄、白浊、冷滑、洞泄、盗汗、自汗、潮热、发热、呕吐、啘咯痰饮涎沫等证，因斯积微成损，积损成衰者多矣。且妇人产蓐过于大病之后，虚损尤甚。

治之之法，详审脉理，原其所自，随证施治。然病候非一，略具数条，以为备治之要。

《续方》补益评治：夫人禀中和之气以生，常能保守真元，何患乎有病焉？不善卫生者，思虑役其智，嗜欲乱其真，荣卫一虚，因兹积微成损，积损成衰，及其病也，既不能御气以全身，又不能饵药以延寿。

圣人有言曰：治未病不治已病，治未乱不治已乱。夫病已成

---

〔1〕 五损：见《难经·十四难》，其曰："一损损于皮毛，皮聚而毛落；二损损于血脉，血脉虚少，不能荣于五脏六腑；三损损于肌肉，肌肉消瘦，饮食不能为肌肤；四损损于筋，筋缓不能自收持；五损损于骨，骨痿不能起于床。"

〔2〕 此语出《素问·上古天真论》。

而后药，乱已成而后治，不亦晚乎？凡人有虚损之病，岂可不早为之补益，庶有延龄之望。

后方所载，药性平补，柔而不僭，专而不杂，间有药用群队，必使刚柔相济，佐使合宜，可以取效。前贤之书，有单服附子之戒者，正虑其肾恶燥也。即欲用一刚剂专而易效，须当用一柔剂以制其刚，则庶几刚柔相济，不特取效之速，亦可使无后患也。后方所载，参附、沉附、茸附、芪附是矣。若阳虚阴极之证，当有姜附、三建诸丹之类，或升或沉，为之佐使，欲其刚多于柔，不致太僭，庶免炎上之患，用药在乎稳重故也。

大建中汤 治诸虚不足，小腹急痛，胁肋䐜胀，骨肉酸痛，短气喘促，痰多咳嗽，潮热多汗，心下惊悸，腰背强痛，多卧少气。

黄芪（去芦） 附子（炮，去皮脐） 鹿茸（酒蒸） 地骨皮（去木） 续断 石斛（去根） 人参 川芎 当归（去芦，酒浸） 白芍药 小草[1]各一两 甘草（炙） 半两

上㕮咀，每服四钱，水一盏半，生姜五片，煎至七分，去滓，温服，不拘时候。咳嗽者，加款冬花；咳血者，加阿胶；便精遗泄者，加龙骨；怔忡者，加茯神。

芡实丸 治思虑伤心，疲劳伤肾，心肾不交，精元不固，面少颜色，惊悸健忘，梦寐不安，小便赤涩，遗精白浊，足胫酸疼，耳聋目昏，口干脚弱。

芡实（蒸，去壳） 莲花须各二两 茯神（去木） 山茱萸（取肉） 龙骨 五味子 枸杞子 熟地黄（酒蒸，焙） 韭子（炒） 肉苁蓉（酒浸） 川牛膝（去芦，酒浸，焙） 紫石英（煅七次） 各一两

上为细末，酒煮山药糊为丸，如梧桐子大。每服七十丸，空

〔1〕 小草：即远志。

心盐酒、盐汤任下。

白丸 治元气虚寒，精滑不禁，大腑溏泄，手足厥冷。

阳起石（煅，研令极细） 钟乳粉各等分

上为细末，酒煮附子末糊为丸，如梧桐子大。每服五十丸，空心，米饮送下。

黑丸 治精血耗竭，面色黧黑，耳聋目昏，口干多渴，腰痛脚弱，小便白浊，上燥下寒，不受峻补。

鹿茸（酒蒸） 当归（去芦，酒浸）

上等分，为细末，煮乌梅膏为丸，如梧桐子大。每服五十丸，空心，用米饮送下。

玉关丸 治诸虚不足，膀胱肾经痼败，阴阳不交，致生多病。水欲升而沃心，火欲降而温肾，如是则坎离既济，阴阳协和，火不炎而神自清，水不渗而精自固。久服闭精补益，永无膏淋白浊遗精之患，神效非一，难以具述。

辰砂一两 鹿茸二两（作片酥炙） 当归（酒浸，焙） 附子七钱重者四个（生，去皮脐，各切下顶，剜空心，中安辰砂在内，以前顶子盖定，用线扎） 木瓜大者两个（去皮瓤，切开顶，入辰砂附子四个在内，以木瓜原顶子盖之，线扎定，蒸烂讫，取出附子，切作片，焙干为末，朱砂细研水飞，木瓜研如膏，宣瓜为妙） 柏子仁（炒，别研） 沉香（别研） 巴戟（去心） 黄芪（去芦，蜜炙） 肉苁蓉（酒浸） 茯神（去木） 川牛膝（去芦，酒浸） 石斛（去根，酒浸） 各一两 杜仲（去粗皮，酒浸） 菟丝子（水淘净，酒浸，焙，别研） 五味子各一两半 远志（去心，炒）二两

上为细末，用木瓜膏杵和，入少酒糊为丸，如梧桐子大。每服七十丸，空心，米饮、温酒、盐汤任下。

腽肭脐丸 治五劳七伤，真阳衰惫，脐腹冷痛，肢体酸疼，腰背拘急，脚膝缓弱，面色黧黑，肌肉消瘦，目眩耳鸣，口苦舌干，饮食无味，腹中虚鸣，胁下刺痛，心常惨戚，夜多异梦，昼

少精神，小便滑数，大肠溏泄，时有遗沥，阳事不举。但是风虚痼冷，皆宜服之。

腽肭脐一对（用酒蒸熟，打和后药） 天雄（炮，去皮） 附子（炮，去皮脐） 川乌（炮，去皮尖） 阳起石（煅） 钟乳粉各二两 独体朱砂（研极细） 人参 沉香（不见火，别研） 鹿茸（酒蒸）各一两

上为细末，用腽肭脐膏子，入少酒糊，入臼内杵和为丸，如梧桐子大。每服七十丸，空心，用盐酒、盐汤任下。

黄犬肉丸 治真精衰惫，脐腹冷痛，小便频数，头晕耳鸣，足胫酸冷，步履无力，腰背拘痛，水谷不消，饮食无味，肌肉瘦悴，遗泄失精。

磁石三两（煅，水飞） 川乌（炮，去皮尖） 附子（炮，去皮脐） 桑寄生 鹿茸（燎去毛，酒蒸） 麋茸（同上制） 仙茅（酒浸） 肉苁蓉（酒浸，切焙） 川巴戟（去心） 胡芦巴（炒）各二两 沉香（别研） 青盐（别研） 阳起石（煅，研极细） 龙骨（生用） 虎胫骨（酥炙） 覆盆子（酒浸）各一两

上为细末，用犬肉二斤，以酒、葱、茴香煮烂，杵和为丸，如梧桐子大。每服七十丸，空心，盐酒、盐汤任下。

天地煎（《续方》） 治心血燥少，口干咽燥，心烦喜冷，怔忡恍惚，小便黄赤，或生疮疡。

天门冬（去心） 二两 熟地黄（九蒸曝） 一两

上为细末，炼蜜为丸，如梧桐子大。每服百丸，用熟水、人参汤任下，不拘时候。

双补丸（《续方》） 治真精不足，肾水涸燥，咽干多渴，耳鸣头晕，目视昏花，面色黧黑，腰背疼痛，脚膝酸弱，服僭药不得者。

菟丝子（淘，酒蒸，擂）二两 五味子一两

上为细末，炼蜜为丸，如梧桐子大。每服七十丸，空心食

前，盐汤、盐酒任下。

鹿菟丸（《续方》） 治法同前。

生鹿茸（镑）一两[1] 菟丝子（淘，酒蒸，擂）二两

上为细末，酒糊为丸，如梧桐子大。每服七十丸，空心食前，用盐酒、盐汤任下。

心肾丸（《续方》） 治心肾不足，精少血燥，心下烦热，怔忡不安，或口干生疮，目赤头晕，小便赤浊，五心烦热，多渴引饮。但是精虚血少，不受峻补者，悉宜服之。

菟丝子（淘，酒蒸，擂）二两 麦门冬（去心）二两

上为细末，炼蜜为丸，如梧桐子大。每服七十丸，空心食前，用盐汤送下，熟水亦得。

芙蓉丹[2] 能治心肾不足，气不升降，用心过度，惊悸多忘。

附子一两（炮） 朱砂五钱

上为末，煮糊为丸，盐汤空心下五十丸。

茸朱丹（《续方》） 治心虚血少，神志不宁，惊惕恍惚，夜多异梦，睡卧不安。

鹿茸（去毛，酒蒸）一两 朱砂半两（研细，水飞，蜜炒尤佳）

上为细末，煮枣圈肉为丸，如梧桐子大。每服四十丸，炒酸枣仁煎汤送下，午前临卧服之。

沉附汤（《续方》） 治上盛下虚，气不升降，阴阳不和，胸膈痞满，饮食不进，肢节痛倦。

附子（炮，去皮脐）一两 沉香（锉）半两

上㕮咀，分作三服，水二盏，生姜十片，煎至八分，去滓，

---

〔1〕 一两：《重订严氏济生方》（人民卫生出版社，1980 年）又标“三两”。

〔2〕 芙蓉丹：此方补自《普济方·诸虚门》。

食前温服。

参附汤（《续方》） 治真阳不足，上气喘急，自汗盗汗，气虚头晕。但是阳虚气弱之证，并宜服之。

人参半两 附子（炮，去皮脐）一两

上㕮咀，分作三服，水二盏，生姜十片，煎至八分，去滓，食前温服。

茸附汤（《续方》） 治精血俱虚，荣卫耗损，潮热自汗，怔忡惊悸，肢体倦乏。但是一切虚弱之证，皆宜服之。

鹿茸（去毛，酒蒸）一两 附子（炮，去皮脐）一两

上㕮咀，分作四服，水二盏，生姜十片，煎至八分，去滓，食前温服。

鹿血丸（《续方》） 治诸虚百损，精血俱耗，血少不能养筋，精虚不能实骨，筋骨痿弱，面色黧黑，耳鸣气短，目视昏花，腰脊疼痛，足膝痠弱，步履艰难，小便白浊，或小便频数。但是一切虚弱之证，悉能治疗，妇人虚弱亦宜服之。

桑上寄生二两 川续断（锉，酒润） 鹿茸（去毛，酒蒸） 麋茸（去毛，酒蒸） 鹿角（镑） 附子（炮，去皮脐） 川乌（去皮） 钟乳粉 阳起石（煅） 川巴戟（槌，去心） 沉香（不见火） 川牛膝（去芦，酒浸） 川萆薢各一两 菟丝子（淘，酒蒸，擂，焙） 五味子各二两 宣木瓜二枚（去皮瓤，蒸烂） 椒红（去目及闭口者，微炒出汗，取红）半两

上为细末，刺鹿血，乘热搜和，杵千百下，丸如梧桐子大。每服百丸，空心食前，用盐酒、盐汤任下，妇人用淡醋汤下。

菟丝子丸 治肾虚劳损，腰疼少力，补益驻颜。

菟丝子三两（酒浸三日，曝干，别捣） 车前子二两 鹿茸二两（去毛，涂酥炙令微黄） 桂心二两 肉苁蓉二两（酒浸一宿，刮去皱皮，炙干） 杜仲三两（去皮，炙令黄，锉） 熟干地黄五两 牛膝二两（去苗） 附子二两（炮，去皮脐）

上捣为末，炼蜜为丸，如梧桐子大。每服空心及晚食前，温酒下三十丸。

五劳六极论治

医经载五劳六极之证，非传尸骨蒸之比，多由不能卫生，始于过用，逆于阴阳，伤于营卫，遂成五劳六极之病焉。盖尽力谋虑成肝劳，应乎筋极；曲运神极成心劳，应乎脉极；意外过思成脾劳，应乎肉极；预事而忧成肺劳，应乎气极；矜持志节成肾劳，应乎骨极。此五劳应乎五极者也。然精极者，五脏六腑之气衰，形体皆极，眼视无明，齿焦发落，体重而聋，行履不正，邪气逆于六腑，厥于五脏，故成精极。

大抵劳极之脉多弦。

治疗之法，随其虚实冷热而调之。精极者，当补其精也。《素问》所谓“形不足者，温之以气；精不足者，补之以味”[1]。各分门类，大略如此。临病之际，又当详审。

羚羊角散 治肝劳实热，两目赤涩，烦闷热壅，胸里炎炎。

羚羊角（镑） 柴胡（去芦） 黄芩 川当归 决明子 羌活（去芦） 赤芍药 甘草（炙）各等分

上㕮咀，每服四钱，水一盏半，姜五片，煎至八分，去滓，温服，不拘时候。

续断汤 治肝劳虚寒，胁痛胀满，关节疼痛挛缩，烦闷，眼昏，不食。

川续断（酒浸） 芎䓖 当归（去芦，酒浸） 橘红 半夏（汤泡七次） 干姜（炮）各一两 桂心（不见火） 甘草（炙）各半两

上㕮咀，每服四钱，水一盏半，姜五片，煎至七分，去滓，

---

〔1〕 此语出《素问·阴阳应象大论》。

温服，不拘时候。

黄芩汤　治心劳实热，口疮心烦，腹满，小便不利。

泽泻　栀子仁　黄芩　麦门冬（去心）　木通　生干地黄　黄连（去须）　甘草（炙）各等分

上㕮咀，每服四钱，水一盏半，姜五片，煎至八分，去滓，温服，不拘时候。

远志饮子　治心劳虚寒，惊悸恍惚，多忘不安，梦寐惊魇。

远志（去心，甘草煮，干）　茯神（去木）　桂心（不见火）　人参　酸枣仁（炒，去壳）　黄芪（去芦）　当归（去芦，酒浸）各一两　甘草（炙）半两

上㕮咀，每服四钱，水一盏半，姜五片，煎至七分，去滓，温服，不拘时候。

小甘露饮　治脾劳实热，身体眼目悉黄，舌干，咽喉痛。

黄芩　升麻　茵陈　栀子仁　桔梗（去芦，锉，炒）　生地黄（洗）　石斛（去根）　甘草（炙）各等分

上㕮咀，每服四钱，水一盏半，姜五片，煎至八分，去滓，温服，不拘时候。

白术汤　治脾劳虚寒，呕吐不食，腹痛泻泄，胸满喜噫，多卧少起，情思不乐，肠鸣体倦。

白术　人参　草果仁　干姜（炮）　厚朴（姜制，炒）　肉豆蔻（面裹煨）　橘皮（去白）　木香（不见火）　麦蘖（炒）各一两　甘草（炙）半两

上㕮咀，每服四钱，水一盏半，姜五片，枣一枚，煎至七分，去滓，食前温服。

二母汤　治肺劳实热，面目苦肿，咳嗽喘急，烦热颊赤，骨节多痛，乍寒乍热。

知母　贝母（去心膜）　杏仁（去皮尖，炒）　甜葶苈（略炒）　半夏（汤泡七次）　秦艽（去芦）　橘红各一两　甘草（炙）半两

上㕮咀，每服四钱，水一盏半，姜五片，煎至八分，去滓，温服，不拘时候。

温肺汤 治肺劳虚寒，心腹冷气，胸胁逆满，气从胸达背痛，饮食即吐，虚乏不足。

人参 钟乳粉 半夏（汤泡七次） 桂心（不见火） 橘红 干姜（炮）各一两 木香（不见火） 甘草（炙）各半两

上㕮咀，每服四钱，水一盏半，姜五片，煎至七分，去滓，温服，不拘时候。

地黄汤 治肾劳实热，腹胀，四肢黑色，耳聋，多梦见大水，腰脊难解。

生地黄（洗） 赤茯苓（去皮） 玄参（洗） 石菖蒲 人参 黄芪（去芦）各一两 远志（去心，甘草煮） 甘草（炙）各半两

上㕮咀，每服四钱，水一盏半，姜五片，煎至八分，去滓，温服，不拘时候。

羊肾丸 治肾劳虚寒，面肿垢黑，腰脊痛，不能久立，屈伸不利，梦寐惊悸，上气，小腹急，痛引腰脊，四肢苦寒，小便白浊。

熟地黄（酒蒸，焙） 杜仲（去皮，锉，炒丝断） 石斛（去根） 菟丝子（淘净，酒浸，焙干别研） 黄芪（去芦） 川续断（酒浸） 桂心（不见火） 磁石（煅，醋淬） 川牛膝（去芦，酒浸） 沉香（别研） 五加皮（洗） 山药（锉，炒）各一两

上为细末，雄羊肾两对，以葱、椒、酒煮烂，再入少酒，和药为丸，如梧桐子大。每服七十丸，空心盐汤下。

五加皮汤 治筋实极，咳则两胁下痛，不可转动，脚下满不得远行，脚心痛不可忍，手足爪甲青黑，四肢筋急烦满。

羌活（去芦） 羚羊角（镑） 赤芍药 防风（去芦） 五加皮（洗） 秦艽（去芦） 枳实（去瓤，麸炒） 甘草（炙）各半两

上㕮咀，每服四钱，水一盏半，姜五片，煎至八分，去滓，

温服，不拘时候。

木瓜散 治筋虚极，好悲思，脚手拘挛，伸动缩急，腹内转痛，十指甲痛，数转筋，甚则舌卷囊缩，唇青，面色苍白，不得饮食。

木瓜（去瓤） 虎胫骨（酥炙） 五加皮（洗） 当归（去芦，酒浸） 桑寄生 酸枣仁（炒，去壳） 人参 柏子仁（炒） 黄芪（去芦）各一两 甘草（炙）半两

上㕮咀，每服四钱，水一盏半，姜五片，煎至七分，去滓，温服，不拘时候。

麦门冬汤 治脉实极，气衰血焦，发落，好怒，唇舌赤，甚则言语不快[1]，色不泽，饮食不为肌肤。

麦门冬（去心） 远志（去心，甘草煮） 人参 黄芩 生地黄（洗） 茯神（去木） 石膏（煅）各一两 甘草（炙）半两

上㕮咀，每服四钱，水一盏半，姜五片，煎至八分，去滓，温服，不拘时候。

茯神汤 治脉虚极，咳则心痛，喉中介介如梗状，甚则咽肿，惊悸不安。

茯神（去木） 人参 远志（去心，甘草煮） 通草 麦门冬（去心） 黄芪（去芦） 桔梗（去芦，锉，炒） 甘草（炙）各等分

上㕮咀，每服四钱，水一盏半，姜五片，煎至七分，去滓，温服，不拘时候。

薏苡仁散 治肉实极，肌肤淫淫如鼠走，津液开泄，或痹不仁，四肢急痛。

薏苡仁 石膏（煅） 川芎 桂心（不见火） 防风（去芦） 汉

---

〔1〕 唇舌赤，甚则言语不快：《医方类聚》为“唇赤甚，言语不快”；《严氏济生方》平安书铺植村玉枝轩刻本（1734 年）为“唇口赤甚，口语不快”。今据《普济方》本改。

防己 羚羊角（镑） 赤芍药 杏仁（去皮尖，麸炒） 甘草（炙）各等分

上㕮咀，每服四钱，水一盏半，姜五片，煎至八分，去滓，温服，不拘时候。

半夏汤 治肉虚极，体重，胁引肩背不可以动，动则咳嗽胀满，留饮痰癖，大便不利。

半夏（汤泡七次） 白术 茯苓（去皮） 人参 橘皮（去白） 附子（炮，去皮脐） 木香（不见火） 桂心（不见火） 大腹皮 甘草（炙）各等分

上㕮咀，每服四钱，水一盏半，姜五片，煎至七分，去滓，温服，不拘时候。

前胡汤 治气实极，胸膈不利，咳逆短气，呕吐不下食。

前胡（去芦） 半夏（汤泡七次） 杏仁（去皮尖，麸炒） 紫苏子（炒） 枳实（去瓤，麸炒） 桑白皮（炙） 甘草（炙）各等分

上㕮咀，每服四钱，水一盏半，姜五片，煎至八分，去滓，温服，不拘时候。

紫菀汤 治气虚极，皮毛焦，津液不通，四肢无力，或喘急短气。

紫菀茸（洗） 干姜（炮） 黄芪（去芦） 人参 五味子 钟乳粉 杏仁（去皮尖，麸炒） 甘草（炙）各等分

上㕮咀，每服四钱，水一盏半，生姜五片，枣子一枚，煎至七分，去滓，温服，不拘时候。

玄参汤 治骨实极，耳鸣，面色焦枯，隐曲膀胱不通，牙齿脑髓苦痛，手足酸痛，大小便闭。

玄参 生地黄（洗） 枳壳（去瓤，麸炒） 车前子 黄芪（去芦） 当归（去芦，酒浸） 麦门冬（去心） 白芍药各一两 甘草（炙）半两

上㕮咀，每服四钱，水一盏半，姜五片，煎至八分，去滓，

温服，不拘时候。

鹿角丸 治骨虚极，面肿垢黑，脊痛不能久立，气衰发落齿槁，腰脊痛，甚则喜唾。

鹿角二两 川牛膝（去芦，酒浸，焙）一两半

上为细末，炼蜜为丸，如梧桐子大。每服七十丸，空心盐汤送下。

石斛汤 治精实极热，眼视不明，齿焦发落，形衰，通身虚热，甚则胸中痛，烦闷，泄精。

小草 石斛（去根） 黄芪（去芦） 麦门冬（去心） 生地黄（洗） 白茯苓（去皮） 玄参各一两 甘草（炙）半两

上㕮咀，每服四钱，水一盏半，姜五片，煎至八分，去滓，温服，不拘时候。

磁石丸 治精虚极，尪羸惊悸，梦中遗泄，尿后遗溺，小便白浊，甚则阴痿，小腹里急。

磁石（煅，醋淬）二两 肉苁蓉（酒浸，切，焙） 鹿茸（去皮毛，酒蒸） 川续断（酒浸） 杜仲（炒去丝断） 柏子仁（炒，别研） 赤石脂（火煅） 熟地黄（酒蒸，焙） 山茱萸（取肉） 菟丝子（酒浸，蒸焙，别研） 川巴戟（槌，去心） 韭子（炒）各一两

上为细末，酒糊为丸，如梧桐子大。每服七十丸，空心温酒〔1〕、盐汤任下。

又方（亦名磁石丸） 治肾虚劳损，卧多盗汗，小便余沥，阴湿痿弱，名曰劳极。

磁石一两（烧，醋淬七遍，细研，水飞） 五味子一两 鹿茸一两（去毛，涂酥炙令黄） 菟丝子一两（酒浸一宿，焙干，别捣为末） 蛇床子一两 车前子一两 白茯苓一两 桂心一两 黄芪一两（锉） 肉苁蓉一两（酒浸一宿，刮去皱皮，炙干） 防风一两（去芦）

---

〔1〕 温酒：《医方类聚》为“盐酒”。

山茱萸一两　阳起石一两（细研，水飞过）　附子一两（炮，去皮脐）　熟干地黄一两

上捣为末，炼蜜为丸，如梧桐子大。每服空心，温酒下三十丸，渐加至四十丸，晚食前再服。

头面门

头痛论治

夫头者，上配于天，诸阳脉之所聚。凡头痛者，血气俱虚，风寒暑湿之邪伤于阳经，伏留不去者，名曰厥头痛。盖厥者，逆也，逆壅而冲于头也。痛引脑巅，甚则手足冷者，名曰真头痛，非药之能愈。又有风热痰厥，气虚肾厥。新沐之后，露卧当风，皆令人头痛。治法当推其所自而调之，无不切中者矣。

《续方》头痛评治：夫人头者，诸阳之所聚，诸阴脉皆至颈而还，独诸阳脉皆上至头耳，则知头面皆属阳部也。且平居之人，阳顺于上而不逆，则无头痛之患，阳逆于上而不顺，冲壅于头，故头痛也。

风寒在脑，邪热上攻；痰厥、肾厥，气虚气攻，皆致头痛，前论已有治法。但气虚气攻，头痛愈而复作，延引岁月者，多有之矣。偏正头风，妇人气盛血虚，产后失血过多，气无所主，皆致头痛。惟蝎附丸治气虚气攻头痛尤合造化之妙，其间所用附子取其助阳以扶虚，钟乳取其补阳以镇坠，全蝎取其钻锥之义，葱涎则取通行其气，汤使用以椒盐，盖椒能下达，盐能引用，使虚气归于其下。对证用之，无不作效者矣。

芎辛汤 治风寒在脑，或感邪湿，头重头痛，眩晕欲倒，呕吐不定。

川芎一两 细辛（洗去土） 白术 甘草（炙）各半两

上㕮咀，每服四钱，水一盏半，生姜五片，茶芽少许，煎至七分，去滓，温服，不拘时候。

菊花散 治风热上攻，头痛不止，口干颊热。

石膏 甘菊花（去梗） 防风（去芦） 旋覆花（去梗） 枳壳（去瓤，麸炒） 蔓荆子 甘草（炙） 川羌活（去芦）各等分

上㕮咀，每服四钱，水一盏半，姜五片，煎至七分，去滓，温服，不拘时候。

葱附丸 治气虚头痛。

附子一只（炮，去皮脐）

上为细末，葱涎为丸，如梧桐子大。每服五十丸，空心，茶清送下。

三生丸 治痰厥头痛。

半夏 白附子 天南星各等分

上细末，生姜自然汁浸，蒸饼为丸，如绿豆大。每服四十丸，食后姜汤送下。

玉真丸 治肾厥头痛不可忍，其脉举之则弦，按之则坚。

生硫黄二两（别研） 石膏（硬者，不煅） 半夏（汤泡七次） 硝石（别研）各一两

上为细末，研和匀，生姜汁煮糊为丸，如梧桐子大。每服四十丸，食前用姜汤或米饮下。虚寒甚者，去石膏，用钟乳粉一两，更灸关元百壮。

二芎饼子 治气厥，上盛下虚，痰饮，风寒伏留阳经，偏正头疼，痛连脑巅，吐逆恶心，目瞑耳聋。常服清头目，化风痰。

抚芎 川芎 干姜（炮） 藁本（去芦） 苍耳（炒） 天南星（炮，去皮） 防风（去芦） 甘草（炙）

上等分，为细末，生姜汁浸，蒸饼为丸，如鸡头大。捏作饼子，晒干，每服五饼，细嚼，茶酒任下，不拘时候。

胡芦巴散 治气攻头痛。

胡芦巴（炒） 荆三棱（醋浸，焙）各半两 干姜（炮）二钱半

上为细末，每服二钱，温生姜汤或温酒调服，不拘时候。

都梁丸（《续方》） 治偏正头风，一切头疼。

香白芷（日干）二两

上件研为细末，炼蜜为丸，如龙眼大。每服二丸，食后细嚼，用茶芽煎汤咽下。

蝎附丸（《续方》） 治气虚头疼。

大附子一枚 全蝎（去毒）二个 钟乳粉二钱半（上用附子剜去心，安全蝎在附子内，却以余附子为末，用钟乳粉面少许，水和作剂，包裹，煨令熟）

上并为细末，擂葱涎为丸，如梧桐子大。每服七十丸，空心食前，用椒盐汤送下。

芎乌散〔1〕（《续方》） 治男子气厥头疼，妇人气盛头疼，及产后头痛，悉皆治之。

川芎 天台乌药

上等分，为细末，每服二钱，腊茶清调服，或用葱茶汤调服，并食后。

一字散（《续方》） 治头风。

雄黄（研令极细）半两 细辛（洗去土叶）半两 川乌尖（去皮，生用）五个

上为细末，每服一字，入姜汁少许，茶芽，煎汤调服，食后。

---

〔1〕 芎乌散：亦名“芎香散”（《普济方》）。

眼门

眼论治

人之有双眼，若天之有两曜，五脏六腑之精华，宗脉之所聚，洞视万化，肝之外候者也。然骨之精为瞳子，属肾；筋之精为黑眼，属肝；血之精为络裹，属心；气之精为白眼，属肺；肉之精为约束，属脾。眼通五脏，气贯五轮。由此观之，人之有生，须固养身之道。

善摄生者，养气存神，安心惜视，然后心气通畅，肝气和平，精气上注于目，则目无其疾矣。倘将养乖理，六淫外伤，七情内郁，嗜欲不节，饮食无度，生食五辛，热啖炙煿，久视勤书，忧哀悲泣，皆能病目。

目之为病，睛色赤者病在心，色白者病在肺，色青者病在肝，色黄者病在脾，色黑者病在肾。况方论有五轮八廓，内外障等之证，兹不复叙。

治疗之法，必须洞明形状，细察根源，穷其是非，若能细审，无不瘥除。然病眼之人，不得当风看日，喜怒房劳，五辛炙煿，酒食毒物，并宜断之。惟须宽缓情性，慎护调摄，即无不瘥也。若纵恣乖违，触犯禁忌，自贻其咎，必致丧明而后已，可不谨欤。

《续方》眼评治：夫眼者，内则属乎五脏，外则应乎五轮。瞳仁黑水，肾之主也；血轮如环，心之主也；络裹者，脾之主也；白睛属肺；总管于肝。眼带虽系于肝，明孔遍通五脏，五脏皆有神。善摄生者，调五脏以养神，神安则脏和，脏和则眼目清洁，自无疾矣。

凡所感之由，与夫治疗，悉载前书，兹不复叙。续得三方专治暴风客热，可选而用之。倘或精血衰微，勤书久视，忧哀悲泣而得之者，却于前方中，对证施治。

外有胎赤一证，人之初生，洗沐不洁，令秽水浸渍于眼眦，使眼睑赤烂，渐至长大，终不能瘥，故云胎赤。然小儿易虚易实，易寒易热，轻进凉剂，恐伤胃气，只[1]宜用龙脑膏点之，以瘥为度。

决明子散　治风热毒气上攻，眼目肿痛，或卒生翳膜，或眦出[2]胬肉，或痒或涩，羞明多泪，或始则昏花，渐成内障，但是一切暴风客热，皆宜服之。

黄芩　甘菊花（去枝梗）　木贼　决明子　石膏　赤芍药　川芎　川羌活（去芦）　甘草　蔓荆子　石决明各一两

上为细末，每服三钱，水一中盏，生姜五片，煎至六分，食后服。

桑白皮散　治肺气壅塞，热毒上攻眼目，白睛肿胀，日夜疼痛，心胸烦闷。

玄参　桑白皮　枳壳（去瓤，麸炒）　川升麻　杏仁（去皮尖，炒）　旋覆花（去枝梗）　防风（去芦）　赤芍药　黄芩　甘菊花（去枝梗）　甘草（炙）　甜葶苈（炒）各一两

上㕮咀，每服四钱，水一盏半，生姜三片，煎至八分，去滓，食后温服。

炉甘石散　治一切目疾，不问得病之因，悉皆治之。

炉甘石半斤（用黄连四两，如豆大，于银石器内，煮一伏时，去黄连，取石研）　脑子（别研）二钱半

---

〔1〕只：平安书铺植村玉枝轩刻本为“止”，此属通假字。

〔2〕眦出：《医方类聚》及《普济方》为“赤脉”。

上件和匀，每用半字，白汤泡，放温，时时洗之。

补肾丸 治肾气不足，眼目昏暗，瞳仁不分明，渐成内障。

磁石（火煅，醋浸七次，水飞） 菟丝子（淘净，酒浸蒸，别研）各二两 五味子 熟地黄（酒浸，焙） 枸杞子 楮实子 覆盆子（酒浸） 肉苁蓉（酒浸，焙） 车前子（酒蒸） 石斛（去根）各一两 沉香（别研） 青盐（别研）各半两

上为细末，炼蜜为丸，如梧桐子大。每服七十丸，空心，盐汤送下。

养肝丸 治肝血不足，眼目昏花，或生眵泪，久视无力。

当归（去芦，酒浸） 车前子（酒蒸，焙） 防风（去芦） 白芍药 蕤仁（别研） 熟地黄（酒蒸，焙） 川芎 楮实子各等分

上为细末，炼蜜为丸，如梧桐子大。每服七十丸，用温熟水送下，不拘时候。

还睛散〔1〕 治散翳内障

人参 茯苓 细辛 五味子 桔梗 防风 车前子各一两

上为末，以水一盏，散一钱，煎至五分，去滓，食后温服〔2〕。

秦皮散 治暴风客热，赤眼肿痛，痒涩，眵泪昏暗。

滑石 秦皮 黄连各等分

上为细末，每用半钱，沸汤泡，澄清温洗，不拘时候。

羊肝丸（《续方》） 治肝经有热，目赤睛疼，视物昏涩。

羊肝一具（生用） 黄连（去须为末）

上先将羊肝去筋膜，于砂盆内捣烂，入黄连末，丸如梧桐子大。每服五十丸，用热水送下，不拘时候。

太清散（《续方》） 治暴风客热，目赤睛疼，隐涩难开。

---

〔1〕还睛散：此方据《普济方·眼目门》补之。

〔2〕《普济方》中为“食后，去滓，温服”，今改之。

铜青半两（别研）　姜粉末二钱半

上药研细和匀，每用少许，沸汤泡，放温，频洗之。造姜粉法：腊月间用生姜洗切碎，于砂盆内擂烂，以新麻布裂汁澄脚，取粉阴干。

龙脑膏（《续方》）　治赤眶睑赤烂。

白龙脑（细研）一钱　蕤仁（去壳）二钱半　杏仁（汤浸去皮尖）七枚

上件药都研为膏，用人乳汁调和令均，瓮合中盛，每以铜筋少许，着目眦头，日二三次。

杏连散（《续方》）　治风热上攻，羞明涩痛。

黄连（去须）一钱（捶碎）　杏仁七粒（捶碎）

上用水半盏，以二药在内，安饭上蒸一时久，澄清，放温，洗了用纸盖覆，安顿汤瓶上，频频洗之。

咽喉门

咽喉论治

夫咽者，咽也；喉者，喉也。咽者，因物以咽；喉者，以候呼吸之气。物之与气，莫不由于咽喉也。若阴阳和平，荣卫调摄，气道无不宣畅矣。摄养乖违，喜饵丹石，多食炙煿，过饮热酒，致胸膈壅滞，热毒之气不得宣泄，咽喉为之病焉。

病则为肿、为痛、为喉痹、为窒塞不通、为不利而生疮，或状如肉脔，吐不出，咽不下，皆风热毒气之所致耳。又有伏热上冲，乘于悬壅，或长或肿，悬雍者，在乎上腭也。更有腑寒亦使人喉闭而不能咽者，治之当辨明也。

《续方》咽喉评治：夫咽者，言可以咽物也，又谓之嗌，气之流通厄要之处，胃所系，地气之所主也。喉者，言其中空虚，可以通气息，呼吸之道路，肺之候所，天气之所主也。若脏气和平，则病不生；脏气不平，寒热壅塞，所以生病也。

医治之药，热则通之，寒则温之，不热不寒，依经调之。前方论治，具载已详矣，续得二方，谩录于后，以备缓急之需焉。

牛蒡子汤　治风热上壅，咽喉窒塞，或痛，或不利，或生疮疡，或状如肉脔，疼痛妨闷。

牛蒡子　玄参　升麻　桔梗（去芦）　犀角　木通（去节）　黄芩　甘草各等分

上㕮咀，每服四钱，水一盏半，姜三片，煎至八分，去滓，温服，不拘时候。

三神汤　治咽喉热肿，语声不出，喉中如有物梗。

荆芥穗　桔梗（去芦）各一两　甘草（生用）半两

上㕮咀，每服四钱，水一盏半，姜三片，煎至八分，去滓，温服，不拘时候。

二圣散　治缠喉风，急喉痹。

鸭嘴胆矾二钱　白僵蚕（去丝嘴）半两

上为细末，每服少许，以竹管吹入喉中，立验。

硼砂散　治悬壅肿痛。

硼砂（别研）　马牙硝（枯）　滑石　寒水石各二钱　脑子（别研）一钱　白矾（枯）一钱半

上件药，研令极细末，每服半钱，新汲水调下，不拘时候。

射干丸　治腑寒，咽闭不能咽。

射干　杏仁（麸炒黄）　玄参　附子（炮，去皮脐）　桂心（不见火）各等分

上为细末，炼蜜为丸，如鸡头大。每服一丸，以新绵裹，噙咽津。

大青汤　治咽喉唇肿，口舌糜烂，痟恶口疮。

大青叶　升麻　大黄（锉，炒）各二两　地黄（生切，焙）三两

上为末，每服二钱，水一盏，煎至六分，去滓，温服，微利止。

白矾散（《续方》）　治缠喉风，急喉痹。

白矾三钱　巴豆三枚（去壳，分作六瓣）

上将白矾及巴豆于铫内，慢火熬化为水，候干，去巴豆取矾，研为细末。每用少许，以芦管吹入喉中。

绛雪散（《续方》）　治咽喉肿痛，咽物妨碍，及口舌生疮。

龙脑半字　硼砂一钱　朱砂二钱　马牙硝半钱　寒水石二钱

上各研和匀，每用一字，掺于舌上，用津咽之，食后，临卧。

耳门

耳论治

夫耳者，肾之所候。肾者，精之所藏。肾气实则精气上通，闻五音而聪矣。若疲劳过度，精气先虚，于是乎风寒暑湿，得以外入；喜怒忧思，得以内伤，遂致聋聩[1]耳鸣。热蕴加之，出血出脓，则成聤耳底耳之患。

候其颧颊色黑者，知其耳聋也。亦有手少阳之脉动厥而聋者，耳内辉辉陈陈也；手太阳脉动厥而聋者，耳内气满也。大抵气厥耳聋尚易治，精脱[2]耳聋不易药愈。诸证既殊，治各有法。

《续方》耳评治：夫耳者，肾之候。肾乃宗脉之所聚，其气通于耳。肾气和平，则闻五音而聪矣；肾气不平，则耳为之受病也。前方论治，载之备矣。

医经云：肾气通于耳，心寄窍于耳。风寒暑湿燥热得之于外，应乎肾；忧愁思虑得之于内，系乎心。心气不平，上逆于耳，亦致聋聩耳鸣，耳痛耳痒，耳内生疮，或为聤耳，或为焮肿。六淫伤之调乎肾，七情所感治乎心。

医疗之法，宁心顺气。欲其气顺心宁，则耳为之聪矣。宜用

---

〔1〕 聋聩：平安书铺植村玉枝轩刻本为“耳聋”，今据《医方类聚》、《普济方》等刻本改。

〔2〕 精脱：平安书铺植村玉枝轩刻本为“精虚”。

《局方》妙香散[1]，以石菖蒲煎汤调服，以顺心气，参丹蜜砂以宁心君。调肾之药，前方所载，苁蓉丸是也，续有二方为佐使，参而用之可也。

塞耳丸 治耳聋无不效。

石菖蒲一寸 巴豆一枚（去皮） 全蝎一枚（去毒）

上为细末，葱涎打和，如枣核大，绵裹内耳中。

苁蓉丸 治肾虚耳聋，或风邪入于经络，耳内虚鸣。

肉苁蓉（酒浸，切片，焙） 山茱萸（去核） 石龙芮 石菖蒲 菟丝子（淘净，酒浸，蒸焙） 川羌活（去芦） 鹿茸（燎去毛，切片，酒浸，蒸） 石斛（去根） 磁石（火煅，醋淬七次，水飞） 附子（炮，去皮脐）各一两 全蝎（去毒）二七个 麝香一字（旋入）

上为细末，炼蜜为丸，如梧桐子大。每服七十丸加至一百丸，空心，盐酒、盐汤任下。

磁石散 治风虚耳聋无闻。

磁石（火煅） 防风（去芦） 羌活（去芦） 黄芪（去芦，盐水浸，焙） 木通（去粗皮） 白芍药 桂心（不见火）各一两 人参半两

上㕮咀，每服四钱，水一盏半，羊肾一对，切片去脂膜，煎至七分，去滓，食前温服。

犀角饮子 治风热上壅，耳内聋闭，脊肿掣痛，脓血流出。

犀角（镑） 菖蒲 木通 玄参，赤芍药 赤小豆（炒） 甘菊花（去枝梗）各一两 甘草（炙）半两

上㕮咀，每服四钱，水一盏半，姜五片，煎至八分，去滓，

---

〔1〕 妙香散（《和剂局方》）：麝香（别研）一钱，木香（煨）二两半，山药（姜汁炙）、茯神（去皮木）、茯苓（去皮不焙）、黄芪、远志（去心，炒）各一两，人参、桔梗、甘草（炙）各半两，辰砂（别研）三钱，上为细末，每服二钱，温酒调服，不拘时候。

温服，不拘时候。

立效散　治聤耳底耳，有脓不止。

真陈橘皮（灯上烧黑，为末）一钱　麝香少许（别研）

上二味和匀，每用少许，先用绵蘸耳内，脓净上药。

鸣聋散　治耳中如潮声蝉声，或暴聋。（一称通耳法，治耳聋无所闻）。

磁石一块如豆大　穿山甲（烧存性，为末）一字

上用新绵子裹了，塞于所患耳内，口中衔小生铁，觉耳内如风声即住。

胭脂散（《续方》）　治聤耳。

胭脂　白矾（火止熬干）

上等分，为细末，每用少许，以绵杖子蘸药，纴在所患耳中。

杏仁饮（《续方》）　治耳卒痛，或有水出。

杏仁一（五）钱（炒令焦）

上研为末，葱涎搜和，捏如枣核大，绵裹，塞耳中。

鼻门

鼻　论　治

夫鼻者，肺之候。职欲常和，和则吸引香臭矣。若七情内郁，六淫外伤，饮食劳役，致鼻气不得宣调，清道壅塞。

其为病也，为衄、为痈、为息肉、为疮疡、为清涕、为窒塞不通、为浊脓，或不闻香臭。此皆肺脏不调，邪气蕴积于鼻，清道壅塞而然也。

治之之法，寒则温之，热则清之，塞则通之，壅则散之，无越于斯。但时气鼻衄不可遽止，如出三升以上，恐多者，方可断之。《活人书》所谓衄血者乃解，盖阳气重故也，不可不知。

《续方》鼻评治：夫鼻者，肺之所主，职司清化，调适得宜，则肺脏宣畅，清道自利；摄养乖方，则清道壅塞，故鼻为之病焉。

盖肺主于气，肝藏于血，邪热伤之则血热，血热则气亦热，血气俱热，随气上逆，故为鼻衄，甚则生疮。风寒乘之，阳经不利，则为壅塞，或为清涕；蕴结不散，则不闻香臭，或为鼻痈，或生息肉、鼻痛之患矣。又有热留胆腑，邪移于脑，遂致鼻渊。鼻渊者，浊涕下不止也，传为衄蔑瞑目，故得之气厥也。

前方论治，可谓详矣，续得作效之方，并载于后，以为备治之要。

辛夷散　治肺虚，风寒湿热之气加之，鼻内壅塞，涕出不已，或气息不通，或不闻香臭。

辛夷仁　细辛（洗去土叶）　藁本（去芦）　升麻　川芎　木通

（去芦） 防风（去芦） 羌活（去芦） 甘草（炙） 白芷各等分

上为细末，每服二钱，食后茶清调服。

香膏 治鼻塞不利。

当归（去芦） 木香（不见火） 通草 细辛（洗） 蕤仁（去壳） 川芎 白芷各三钱

上七味㕮咀，和羊髓，微火合煎三五沸，白芷色黄膏成，去滓，取如小豆内鼻中。

龙骨散 治时气鼻衄三升以上，恐多，宜此药止。

龙骨不拘多少

上为细末，用少许吹入鼻中。九窍出血者，皆用此药吹之。

通草膏 治鼻痈者，有息肉，不闻香臭。

通草 附子（炮，去皮脐） 细辛[1]（洗）

上等分为细末，以蜜和，绵裹少许纳鼻中。

栀子仁丸 治肺热鼻发赤瘰，俗名酒齇鼻。

栀子仁不拘多少

上为细末，溶黄蜡等分为丸，如梧桐子大。每服二十丸，食后空心，茶酒嚼下，半月效。忌酒、炙煿。

又方

枇杷叶（去毛，焙干）

上为末，茶调一二钱，日三服。

苍耳散（《续方》） 治鼻流浊涕不止，名曰鼻渊。

辛夷仁半两 苍耳子（炒）二钱半 香白芷一两 薄荷叶半钱

上并晒干，为细末，每服二钱，用葱茶清，食后调服。

山栀散（《续方》） 治鼻衄不止。

山栀子不拘多少

---

〔1〕细辛：此药《普济方·鼻门》为"辛夷"。

上件烧为细末，每用少许，吹入鼻中，立止。

生葛散（《续方》）　治鼻衄不止。

生葛根　小蓟根

上二件洗净，捣取汁，每服一盏，烫温服，不拘时候。

莱菔饮（《续方》）　治鼻衄不止。

萝卜不拘多少

上捣取自然汁，每服一钱，入盐少许，冷服，不拘时候，或滴少许入鼻中亦可。

茜根散　治鼻衄终日不止，心神烦闷。

茜根　黄芩　阿胶（蛤粉炒）　侧柏叶　生地黄各一两　甘草（炙）半两

上㕮咀，每服四钱，水一盏半，姜三片，煎至八分，去滓，温服，不拘时候。

香墨汁　治鼻衄不止。

香墨　葱汁

上件药，以葱汁磨墨，滴少许于鼻中即止。

麦门冬饮　治鼻衄不止。

麦门冬　生地黄

每药一两，水煎。

扎指法（《续方》）　治鼻衄不止。

上用线紧扎中指中节，如左鼻出血扎左手中指中节，右鼻出血扎右手中指中节，两鼻出血则左右俱扎之。

口齿门（附：舌）

口论治

夫口者，足太阴之经，脾之所主，五味之所入也。盖五味入口，藏于脾胃，为之运化津液，以养五气。五气者，五脏之气也。节宣微爽，五脏之气偏胜，由是诸疾生焉。且咸则为寒，酸则停滞，涩则因燥，淡则由虚，热则从苦从甘也。

口臭者，乃脏腑臊腐之不同，蕴结于胸膈之间而生热，冲发于口也。口疮者，脾气凝滞，风热加之而然。

医疗之法，各随其所因以治，无过与不及尔。

《续方》口齿评治：夫口者，脾之候；齿者，肾之余，髓之所养也。人之一身，此为大要。凡有病起，因口而成，含恶气以咽津液，痰癖而在膈，心胸壅滞，毒气攻蒸，薰之既久，故齿为之病焉。其诸风寒蕴热而得之者，已载于前书矣，兹不复叙，有方未增，屡用有效，证录于后。

升麻散 治上膈壅毒，口舌生疮，咽喉肿痛。

升麻 赤芍药 人参（洗） 桔梗（去芦） 干葛各一两 甘草（生用）半两

上㕮咀，每服四钱，水一盏半，姜五片，煎至八分，去滓，温服，不拘时候。

绿云散 治口疮，臭气秽烂，久而不瘥。

黄柏半两 螺青二钱

上为细末，临卧用一钱于舌下，咽津不妨。

碧雪 治一切壅热，咽喉闭肿，不能咽物，口舌生疮，舌根紧强，言语不正，腮项肿痛。

蒲黄　青黛　硼砂　焰硝　甘草各等分

上为细末，每用手指捻掺于喉中，津咽，或呷少冷水送下，频频用之。

芎芷膏　治口气热臭。

香白芷　川芎各等分

上为细末，炼蜜丸如鸡头大。食后临卧，噙化一丸。

丁香丸（《续方》）　治口臭秽。

丁香三钱　甘草一钱（炙）　芎䓖二钱　白芷半钱（以上不见火）

上为细末，炼蜜丸如弹子大，绵裹一丸，噙咽津。

赴筵散（《续方》）　治毒热上攻，口中生疮。

黄柏（蜜炙）　细辛（洗去土叶）

上等分，为细末，每服少许，掺于舌上，有涎吐出，以愈为度。

青金散　治小儿白口疮，急恶，状似木耳。

五倍子（去土垢）四两　青黛四钱

上为细末，好油调，鸦羽扫口向咽喉，流入咽喉中，疮烂，次日便下。兼治痔疮亦佳。

蛾黄散　治赤白疮疼唇破，兼治热疮。

黄柏（去皮）　寒水石（烧）

上各等分，为细末，干贴口疮上，涂唇上。兼治诸疮较迟者。

粉红散　治小儿白口疮，咽喉恶声哑。

干胭脂一钱　枯矾一两

上研匀，每用一钱，生蜜调如稀糊，扫口疮咽喉内，咽了药，来日大便，退了疮皮为验。

唇论治

唇者，脾之所主；胃者，脾之所合。其经起于鼻，环于唇，其支脉络于脾。脾胃受邪，则唇为之病焉。盖风胜则动，寒胜则揭，燥胜则干，热胜则裂，气郁则生疮，血少则沉而无色。

治之之法，内则当理其脾，外则当敷以药，无不效者矣。

泻黄饮子 治风热蕴于脾经，唇燥坼裂，口舌生疮。

白芷 升麻 枳壳（去瓤，麸炒） 黄芩 防风（去芦） 半夏（汤泡七次） 石斛（去根）各一两 甘草（生用）半两

上㕮咀，每服四钱，水一盏半，姜五片，煎至八分，去滓，温服，不拘时候。

薏苡仁汤 治风肿在脾，唇口瞤动，或生结核，或为浮肿。

薏苡仁（炒） 防己 赤小豆（炒） 甘草（炙）各等分

上㕮咀，每服四钱，水一盏半，生姜三片，煎至八分，去滓，温服，不拘时候。

橄榄散 治唇紧燥裂生疮。

橄榄不拘多少（烧灰）

上为细末，以猪脂和，涂患处。

舌论治

《经》云：心气通于舌，心和则舌能知五味矣[1]。盖舌者，脾脉之所通，心气之所主，和则知味，资于脾而荣于身者也。二脏不和，风寒中之，则舌强而不能言；壅热攻之，则舌肿而不得

---

〔1〕 此语《医方类聚》及平安书铺植村玉枝轩刻本等为“心气通乎舌，舌和则能知五味矣”，今据《灵枢·脉度篇》改。

语。更有重舌、木舌、舌苔、出血等证，皆由心脾虚，风热所乘而然耳。

《续方》舌评治：舌者，心之所候，脾气之所通。摄养违理，二脏不和，风热内蕴，舌为之病焉，遂致舌肿、重舌、木舌、舌苔、舌衄、舌疮等证。更有伤寒舌出过寸，此毒热攻心也。

治疗之法，轻者清之，重者泻之。但舌疮一证，不特因实热所致，亦有虚热上攻而然者，却又不可例用凉剂也。贵乎镇坠宁心而已。《局方》所载黑锡[1]、养正二丹并以冷盐水送下，参丹、蜜砂并以参沉汤送下，用之多效。医疗之方，并载于后。

玄参升麻汤 治心脾壅热，舌上生疮、木舌、重舌、舌肿，或连腮颊两边肿痛。

玄参 赤芍药 升麻 犀角（镑） 桔梗（去芦） 贯众（洗） 黄芩 甘草（炙）各等分

上㕮咀，每服四钱，水一盏半，姜五片，煎至八分，去滓，温服，不拘时候。

蒲黄散 治舌忽然硬肿，或血出如涌。

乌贼鱼骨 蒲黄（炙）各等分

上为细末，每用少许，涂舌上瘥。

杏仁膏 治口舌热，干燥，或舌上生苔，语言不真。

升麻 杏仁（去皮尖） 甘草（炙）各一两 黑豆五十粒（炒，

---

〔1〕《局方》黑锡丹：沉香（镑）、附子（炮，去皮脐）、胡芦巴（酒浸，炒）、阳起石（研细，水飞）、茴香（舶上者，炒）、破故纸（酒浸，炒）、肉豆蔻（面裹煨）、金铃子（蒸，去皮核）、木香各一两，肉桂（去皮，只须半两）、黑锡（去滓秤）、硫黄（透明者，结砂子）各二两。上用黑盏，或新铁铫内，如常法结黑锡、硫黄砂子，地上出火毒，研令极细；余药并杵罗为细末，都一处和匀入研，自朝至暮以黑光色为度；酒糊丸如梧桐子大，阴干，入布袋内，擦令光莹。每服三、四十粒，空心姜盐汤或枣汤下，妇人艾醋汤下。

去皮）

上为细末，入白蜜五合，生地黄汁五合，慢火熬成膏子，丸如鸡头大。常噙一丸，津化咽下。舌上生苔，只用生姜片，蘸冷水擦洗之亦妙。

烙肿法 凡舌肿，舌下必有噤虫，状如蝼蛄，或似卧蚕子，亦有头尾，其头少白，可烧钱筋头烙烙肿，则自消也。

小续命汤 治心脾虚，中风寒，舌强不能语言。（方见“诸风门·中风论治”）加荆沥煎服。

百草霜散（《续方》） 治舌忽然肿硬，逡巡塞闷杀人。

百草霜 食盐

上等分，用井花水调涂舌上，良久，消愈。

必胜散（《续方》） 治舌衄。

蒲黄 螺儿青等分

上为细末，每用少许，擦患处，少待，温盐水漱之。

如神散（《续方》） 治伤寒热毒攻心，舌出过寸。

梅花片脑不拘多少

上为细末，以一字掺于舌上，未和再掺，则愈。

齿论治

夫齿乃骨之余气，骨乃肾之所主，呼吸之户门者也。精气强则齿自坚，肾气衰则齿自豁；且乎阳明大肠之脉入于齿，灌注于牙。倘风寒壅热之气，郁滞心胸，冲发于口，则齿为之病矣。轻者为宣露，龈颊浮肿，甚则为疳䘌龋脱之证也。亦有肾气虚壅，齿痛宣露，当进补肾药。其诸随证，施以治法。

牢牙散 治一切齿痛，不问久新。

全蝎七个（去毒） 细辛（洗净）三钱 草乌二个（去皮） 乳香二钱（别研）

上为细末，每用少许擦患处，须臾，以温盐水盥漱。

莽草散 治风壅热气上攻，齿龈浮肿，或连颊车疼痛，或宣露血出。

莽草[1] 川升麻 柳枝 槐角子 鹤虱、地骨皮、藁本（去芦） 槐白皮各等分[2]

上㕮咀，每服一两，水一盏，入盐少许，煎至七分盏，去滓，热含冷吐之，日用三次。

蟾酥散 治牙疼不可忍。

蟾酥一字 生附子角二豆大 巴豆一枚（去皮研） 麝香少许

上件药都研令匀，蒸饼为丸，黍豆大。以新绵裹一丸咬之，有涎即吐之。

香盐散 此药常用牢牙，去风冷，蚛龋宣露，一切齿疾。

大香附子（炒令极黑）三钱（两） 青盐半两（别研）

上为研末，和匀，用如常法。乃铁瓮先生良方也。

安肾丸 治虚热，牙齿浮肿疼痛。

肉苁蓉（酒浸，焙） 桃仁（麸炒） 破故纸（炒） 白术 干山药（锉，炒） 石斛（去根） 白蒺藜（炒，去刺） 川乌（炮，去皮脐） 川萆薢 川巴戟（去心）各等分

上为细末，炼蜜为丸，如梧桐子大。每服七十丸，空心，盐汤下。

必胜散（《续方》） 治齿衄（方见“本门·舌论治”）。

驱毒饮（《续方》） 治热毒上攻，宣露血出，齿龈肿痛不可忍者。

---

〔1〕 莽草：亦名㓙草、鼠莽，辛温有毒，疗喉痹不通，风虫牙痛，痈肿疝瘕。

〔2〕 各等分：《医方类聚》、平安书铺植村玉枝轩等刻本无此字，今据《普济方·牙齿门》补之。

屋游（即瓦屋上青苔，不拘多少，洗净）

上煎汤，澄清，入盐一小撮，放温，频频漱之。

麝香散 治急疳，恶蚀内损。

枯白矾一两 黄丹一钱半（炒） 麝香一字

上为细末，研匀，干擦牙疳处，频上。

朱粉散 治白口疮恶，及牙疳蚀。

枯白矾一两 干胭脂一钱半 轻粉半钱 麝香少许

上研匀，油调，扫口疮，或干贴。

痈疽疔肿门（附：瘘）

痈疽论治

夫发背痈疽者，诸方载之备矣。夫痈疽，本乎一证，然受病之所，与外证颇有异焉。盖痈者，六腑不和之所生；疽者，五脏不调之所致。六腑主表，其气浅，故痈皮薄而肿高；五脏主里，其气深，故疽皮厚而肿坚。多由喜怒忧思，饥饱劳逸，或服丹石，或餐炙煿酒面，温床厚被，尽力房室，或外因风热、风湿所伤，遂使阴阳蕴结，荣卫为之壅滞，阳滞于阴则生痈，阴滞于阳则生疽。

凡此二毒，发无定处，当以脉别之。诸浮数之脉，应当发热，而反洒淅恶寒，若有痛处，乃发痈也。脉数发热而疼者，发于阳也；脉不数不发热而疼者，发于阴也，不疼尤是恶证。

且痈疽初生如黍粟粒许大，或痒、或痛，其状至微，此实奇患，惟宜速疗。速疗之法，初觉之时，并宜灼艾，痛则灸至痒，痒则灸至痛，自然毒气随火而散也。若不早治，髴痛滋蔓，结成痈疽。却当详其虚实，分其冷热，寒则温之，热则清之，虚则补之，实则泻之，导以针石，灼以艾炷，治法合宜，未有不全济者也。

然痈疽证有安危，此又不可不别，古人所谓五善七恶是也。烦躁时嗽，腹痛渴甚，或泄痢无度，或小便如淋，一恶也；脓血大泄，肿痛尤甚，脓色败臭，痛不可近，二恶也；喘粗气短，恍惚嗜卧，三恶也；目视不正，黑睛紧小，白睛青，瞳子上青者，四恶也；肩项不便，四肢沉重，五恶也；不能下食，服药则呕，食不知味，六恶也；声嘶色脱，唇鼻青赤，面目四肢浮肿，七恶也。动息自宁，食饮知味，一善也；便利调匀，二善也；脓溃痛消，色鲜不臭，三善也；神采精明，语声清朗，四善也；体气和平，五善也。若五善见三，则瘥；七恶见四，则必危；五善并至，则善无以加也；七恶并臻，则恶之剧矣。

诊其脉弦洪相搏，外急内热，欲发痈疽。脉来沉细，时直者，身有痈肿。肺肝俱数，即发痈疽。四肢沉重，肺脉大即死。凡痈疽脉洪大者难治，脉微涩者易愈。

近嵇大夫乃北人，有药方一宗，甚宝秘之。持以献赵龙学，继而用和得之，屡试屡效，谩载于后，以为治备之要。

嵇论治法

嵇云：金人大定间，有遇异人传狗宝丸，得之者以献之伪主。其后，嵇乃事伪朝，以外科奉御，疗将士金疮有功，金主以金帛赐焉。

嵇治疮，凡痈疽、疔漏、恶疮，皆先以狗宝丸为第一义，先投狗宝丸半时，次投热葱粥以助之，厚被盖覆病者，使汗出周浃，则毒势随汗而解。若汗不出，则不可疗矣。汗罢则疮之陷者必起，散者必聚。次以乌龙膏敷[1]其肿，若肿之外有赤晕者，则以解毒散敷之。凡敷药必先自外向里涂之，看正疮大小。凡正疮之上并不许加分毫药，每日随证服五香连翘汤、十奇散、绿豆粉等药。大率以狗宝丸为先，以乌龙膏、解毒散次之，而服饵之药，则随脉气阴阳虚实而用之。空心必服加减八味丸，以助元气。俟疮溃，以针决去败脓讫，然后以乳香膏敷正疮之上。若尚有未尽脓，则于膏药当中直剪一路，以通脓水。脓欲尽，以生肌散敷疮口，仍以乳香膏覆之，更不须剪破膏药。乳香膏一日一

〔1〕敷：《医方类聚》等刻本为“傅”，为通假字，今改。

换，俟疮口欲合，即更不换膏药矣。乌龙膏之功，在于消肿；解毒散之功，在于收晕，晕收即不须用解毒散，而乌龙膏直俟疮溃败，脓出尽，然后已。此其大略也。

嵇云：疽之证甚恶，多有陷下透骨者，服狗宝丸，疮四边必起，依前法用乌龙膏、解毒散讫，须用针刀开疮孔，其内已溃烂，不复知痛，乃纳追毒丹于孔中，以速其溃。既溃后割去死肌，洗以猪蹄汤，敷以生肌散，覆以乳香膏，又敷之善角散，以醋熬为糊贴之，恶肉退去，好肉渐生，即用搜脓散、翠霞散之类敷之。若疮中毒气未尽，慎勿早敛，忌早上生肌之药，纵复平复必再发。其间调理次第，临时制宜，将护须慎之。若证之善者，自然肿起红活，乃即如前法。

狗宝丸 专治痈疽发背，附骨疽，诸般恶疮。

狗宝一两（生用，癞狗腹中得之） 蟾酥二钱 乳香（别研） 没药（别研） 雄黄 硇砂 轻粉 麝香 铅白霜 粉霜（别研）各一钱 金头蜈蚣七个（头、尾、脚足炙黄色，研如泥） 乌金石（即石炭，袁州萍乡县有之）二钱 鲤鱼胆七个（干者用之，去皮，腊月者尤佳） 狗胆一个（干者用之，去皮，黑狗者，腊月者好） 头胎孩儿乳一合 黄蜡三钱

上先将头胎儿乳、黄蜡放在铫内，文武火化开，用前药末和成剂，放在瓷器内，要用，旋丸如麻子大两丸，如病大三丸，用白丁香七个，直者为妙，以新汲水化开，送下狗宝丸。腰以下病食前服，腰以上食后服，如人行三里，用热葱白粥投之，即以衣被盖定，汗出为度。以后只吃瓜齑白粥，常服十奇散，留头四边，以乌龙膏贴之。

乌龙膏 治一切痈疽肿毒，收赤晕。

木鳖子（去壳）半夏各一两 小粉四两 草乌半两

上于铁铫内，慢火炒令转焦，为细末，出火毒，再研细，以冷水调敷，一日一换。

解毒散 去热肿，收赤晕。

寒水石二两 龙骨半两 黄连（去须） 黄柏各一两 轻粉一钱

上为细末，和鸡子清调，以鸡羽扫疮上。若是热疮，加黄丹半两。

乳香膏

木鳖子（去壳，细锉） 当归各一两 柳枝二八寸（锉之）

上同以麻油四两，慢火煎令黑色，次用：

乳香 没药各半两 白胶香（明净者四两，共研细，入油煎化，用绵滤之）

上再事治之，炼药铁铫令极净，再倾前药油蜡在内，候温，入黄丹一两半，以两柳枝搅极得所，再上火煎，不住手搅，候油沸起，住搅，直待注在水中成珠不散为度。秋冬欲软，春夏欲坚，倾在水盆中出火毒，搜成剂收之。

追毒丹 治诸疮黑陷者。先用狗宝丸治，次以乌龙膏收肿、散毒，去赤晕，乃用针刀开疮，纳追毒丹使之溃，然后去败肉排脓，随证治之。痈疽、疔疮、附骨疽，并皆治之。

巴豆七粒（去皮心，不去油，研如泥） 白丁香一钱 雄黄 黄丹各二钱 轻粉一钱 加蟾酥尤神速。

上件研和，加白面三钱，滴水为丸，如麦状。针破疮纳之，上覆以乳香膏，追出脓血毒物。漏疮四壁死肌不去，不可治，亦以此法追毒，去死肌，乃养肉使愈矣。疾小者用一粒，大者加粒数用之。

生肌散

寒水石二钱 黄丹半钱 龙骨七钱 轻粉一钱

上为细末，干敷，上贴以乳香膏。

红膏药 治软痈及恶疮，风湿所搏，浑身疼痛。

沥青　白胶香各二钱[1]　黄蜡三钱

上同于铫内煎化，量麻油三钱许煎，滤于水盆中，揉成剂收之。每用于水内捻作饼子，随疮大小贴之，上敷以纸。此药加当归一两于内，煎令黄色，滤去滓，于水盆内取出药，揉成剂，再加乳香末二钱，和为乳香膏尤佳。其加青黛者，即名青金膏；其加黄丹者，即名紫金膏。皆货药者诳人之术，其功用一而已矣。

十奇散（一名十宣散）　治痈疽化毒，未成速散，已成者速溃。

苦桔梗（去芦）　川当归（去芦，酒浸）　肉桂（去粗皮，不见火）　厚朴（去皮，姜汁制）　人参　防风（去芦）　芎䓖　白芷（不见火）　甘草（生用）　黄芪（去芦，洗净，寸截，捶令扁，冷盐水润透，蒸焙）

上十味，各精选药材，晒干焙，至净方秤人参、当归、黄芪各二两，余药各一两，除桂别研罗外，一处为细末，入和桂令匀。每服自三钱加至五钱、六钱，无灰酒调下，日夜各数服，以多为妙，服至疮口合，更服为佳，所以补前损、杜后患也。不饮酒人，浓煎木香汤下，然不若酒力之胜；或饮酒不多，不能勉强，以木香汤兼酒调下，功效当不减于酒。

五香连翘汤　治疽作二日后，宜以此汤与漏芦汤相间连日服之。

桑寄生（无真者，宁缺之）　木香（不见火）　连翘仁　沉香（镑，不见火）　黄芪（去芦，生用）　升麻　木通　射干　川独活（去芦）各三两　丁香（炼，不见火）　乳香（别研）　大黄（锉，炒）　甘草（生）各半两　麝香（别研）一分半

上为粗末，和匀，每服四大钱，水一盏，煎至八分，去滓，温服，不拘时候。

内托散

---

[1] 二钱：《医方类聚》为“二两”。

豆粉一两　乳香（别研）半两

上为末，和匀，熟水调服。一方煎生甘草汤调下少许，时时细呷之，要药常在胸膈间。凡有疽疾，宜首先多服此药，一日连进十数服，三日内可免变证，使毒气外出。服之稍迟，毒气攻冲脏腑，渐作呕吐，后来多致咽喉口舌生疮，黑烂生菌，名曰心气绝。饮食药饵，无由可进。如疮发三五日之后，此药但可间服，当别用药以治疗。《杨氏家藏方》[1]言：有人因鼻衄初愈，不曾发汗，余毒在经络，背发大疽，自肩下连腰胁肿甚，其坚如石，色极紫黑，医以凉药敷之，中夜大呕，乃连进此药四服，呕遂止，既而疮溃出赤水淋漓，四十日而愈。又有患瘰疬者，痛过辄呕，服此药呕亦止。近见有人病疽，医者不肯用此药，恐伤脾胃，愚故引杨氏之言，以解世人之惑。

疔肿论治

《素问》云：夫上古圣人之教下也，虚邪贼风，避之以时[2]。人之有生，摄养为先，将理失宜，百疾由是生焉。故四时迭更，阴阳交变，此二气互相击怒，必成暴气。所谓暴气者，卒然大风、大雾、大寒、大热，若未避而遇之，袭于皮肤，入于四肢，传注经脉，遂使腠理壅隔，荣卫结滞，阴阳二气，不得宣通，遂成痈疽、疔毒、恶疮、诸肿之患。养生之士，须早识此方。凡是疮痍，无所逃矣。

但疔肿有十三种：一曰麻子疔，二曰石疔，三曰雄疔，四曰雌疔，五曰火疔，六曰烂疔，七曰三十六疔，八曰蛇眼疔，九曰

[1] 《杨氏家藏方》：宋代杨倓所撰，是书集诸多良医深藏而不语人者良方一千一百一十一首，颇多实用。

[2] 此语出《素问·上古天真论》。

盐肤疔，十曰水洗疔，十一曰刀镰疔，十二曰浮沤疔，十三曰牛狗疔。大率疮之初起，必先痒而后痛，先寒而后热，热定则多寒，四肢沉重，头痛心惊，眼花见火，甚则呕逆。呕逆者，多难治。其麻子疔一种，始末皆痒，不得犯触，犯触者即难疗。众疔之中，惟三十六疔可畏，其状头黑浮起，形如黑豆，四畔大，赤色，今日生一，明日生二，三日生三，乃至十，若满三十六，药所不治，未满三十六可治，俗名黑疱，忌嗔怒蓄积愁恨。如浮沤疔、牛狗疔二种，无所禁忌，纵不疗亦不能杀人，其状与诸疔同。何以知其触犯？脊强，疮痛极甚不可忍者，是犯之状也。依方疗之，万无失一矣。

嵇云：诸疮莫急于疔疮。有鱼眼疔，多发于足，非神手不能治也。大凡治疔疮，先以披头针，当头刺之，直至患者知痛处，才引针而出，血随之流，则以蟾酥追毒丹纳之针孔中，仍以纸捻送下，使近痛处，其上封以乳香膏，四旁肿处，敷以乌龙膏，或有赤晕，敷以解毒散，并如前法，二三日疮溃拔去，仍覆以乳香膏，脓尽生肌，并如前法。

嵇云：如丝疮证，乃疔疮之类，医若不识，并无治法，害人最速。其疮生于足间，有黄泡，其中或紫黑色，即有一条红丝，迤逦向上而生，若至心腹，则使昏乱不救。其红丝或有生三两条者。治法以针横截红丝所至之所，刺之，只使血出，以膏药敷之，更不复发动，即愈矣。此证得于喜怒不节，血气逆行而生。

内翰洪舜俞，以恶疮生腭上，久不能治。嵇云：此名内痏疮，初发如莲花痔，根蒂小，而下垂反大，治法以勾刀决断其根，烧铁器令七八分赤烙之以止血，次以雄黄、轻粉、粉霜、香白芷、白蔹为散，敷其上，令病人侧卧，以槐枝作枕，支其牙颊间，毋使口合，一两时许，疮瘢定，令病者自便，治日得脓，便渐治之愈。若此证久不治，即四边肉渐成死肌。法用槐枝枕支病者牙，毋使得合，以小镰去其恶肉，令尽，即撒生肌散，上仍用乳香膏护之，自非饮食时，且令病者侧卧，支其牙颊，毋使口合，则津液不冲动疮药，三日后，肌肉渐生，才可令病人自便，无所碍矣。

洪内翰云：此证缘医家不识，则无治法，以至不救，良可惜也。此证得之作劳，气血虚惫所致。

嵇云：治鱼眼疔之法，先以针刺之，若痛则疮根已走矣。用疗漏疮之法，以榆皮随俞穴所往探之，榆之所不及之处，则针破引榆皮而出，再自针穴寻之。若针破处，病人自痛血出，则是活肌肉矣。即于针疮，纳蟾酥丹，覆以乳香膏，再于正疮上针孔中，纳蟾酥丹二三粒，仍覆以乳香膏，则其疔疮之根即向元所溃而愈。

二黄散　治疔肿。

雄黄　雌黄各等分

上二味为末，先用针刺四周及中心，醋和涂之。

苍耳散

苍耳根茎苗子，但取一色，烧为灰。

上为末，醋泔淀和如泥，涂上，干即拔根出，神验。

蟾酥丹

蟾酥一枚

上为末，以白面和黄丹，丸如麦颗状，针破患处，以一粒纳之，神效。

苍金沙散　取疔疮。

芜菁根[1]　铁生衣[2]各等分

---

〔1〕 芜菁：亦名蔓菁，气味苦温，无毒，主治功用消食，下气治嗽，止消渴，去心腹冷痛，及热毒乳痈等。

〔2〕 铁生衣：即铁粉，其气味咸平，无毒，《集玄方》以之配芜菁治雌雄疔疮。

上和捣，以大针刺作孔。复削芜菁根如针大，前铁生衣涂上刺孔中，又涂所捣者封上，仍以方寸匕排帛涂贴之，有脓出即易，须臾拔根出，立瘥。忌油腻生冷等物。

灸法 治疔肿。

灸掌后横纹五指，男左女右，七壮即瘥，已用得效。疔肿灸法虽多，然此一法甚验，出于意表也。

瘘论治

嵇云：痈之根脚浅而阔，倘治之迟，则有溃烂肌肉之患，若久而不合，则多为漏疮。治痈已具于前。

嵇云：漏疮当探其浅深。渠在北地时，有一人害漏疮于胁间，嵇以榆皮细枝刮去皮，取线以绵裹其尖，以绵牢系之，以榆皮探疮中，疮之穴乃自胁而达于腰，在皮肤之间。嵇遂于病者腰间，以针决破，用追毒丹三粒，纳于疮中，三日即溃，而胁间之漏遂止，则脓悉自腰间针孔中出，脓尽生肌遂愈。其服狗宝丸，敷乌龙膏、乳香膏、生肌散并如前法。

嵇云：澄江治一妇人漏疮，此妇人先于小腹下成一漏疮，久又于背脊腰下成一疮，嵇以榆枝，自背探之乃直达于腹前之漏疮，嵇两用追毒丹、乳香膏、乌龙膏而愈。

肺痈论治

夫肺痈者，由风寒之气，内舍于肺，其气结聚所成也。盖肺为五脏之华盖，其位象天，候于皮毛，气之所主。将理失宜，劳伤气血，风寒得以乘之。盖寒则生热，风极亦生热，壅积不散，遂成肺痈矣。

肺痈之状，寸口脉数而实，咳而胸内满，隐隐痛，两脚肿满，咽干口燥，烦闷多渴，时出浊唾腥臭，久久吐脓，状如粳米粥者难治，有脓而呕者不可治，呕脓而止者自愈。

凡病肺痈，脉来短涩者顺，浮大者死；其色当白，而多赤者亦死。

桔梗汤 治肺痈，心胸气壅，咳嗽脓血，心神烦闷，咽干多渴，两脚肿满，小便赤黄，大便多涩。

桔梗（去芦） 贝母（去心膜） 当归（去芦，酒浸） 瓜蒌子 枳壳（去瓤，麸炒） 薏苡仁（炒） 桑白皮（蜜水炙） 防己各一两 甘草节（生用） 杏仁（去皮尖，麸炒） 百合（蒸）各半两 黄芪（去芦）一两半

上㕮咀，每服四钱，水一盏半，生姜五片，煎至八分，去滓，温服，不拘时候。若大便秘者加大黄，小便秘者加木通。

葶苈散 治肺痈喘咳气急，眠卧不得。

甜葶苈二两半（隔纸炒令紫）

上为细末，每服二钱，水一中盏，煎至六分，温服，不拘时候。

排脓散 治肺痈，得吐脓后，宜以此药排脓补肺。

绵黄芪（去芦）二两（生用）

上为细末，每服二钱，水一中盏，煎至六分，温服，不拘时候。

瘿瘤瘰疬门

瘿瘤论治

夫瘿瘤者，多由喜怒不节，忧思过度，而成斯疾焉。大抵人之气血，循环一身，常欲无滞留之患，调摄失宜，气凝血滞，为瘿为瘤。

瘿者，多结于颈项之间；瘤者，随气凝结于皮肉之中，忽然肿起，状如梅李子，久则滋长。医经所谓瘿有五种，瘤有六证。五瘿者，石瘿、肉瘿、筋瘿、血瘿、气瘿是也。六瘤者，骨瘤、脂瘤、脓瘤、血瘤、石瘤、肉瘤是也。

治疗之法：五瘿不可决破，破则脓血崩溃，多致夭枉。六瘤者，脂瘤可破，去脂粉则愈；外五证，亦不可轻易决溃，慎之，慎之！

破结散 治石瘿、气瘿、筋瘿、血瘿、肉瘿等证。

海藻（洗） 龙胆 海蛤 通草 昆布（洗） 贝母（去心）二分 矾（枯） 松萝[1]各三分 麦曲四分 半夏二分（汤泡）

上为细末，酒服方寸匕，日三。忌甘草、鲫鱼、猪肉、五辛菜诸杂等物。

南星膏 治皮肤头面生瘤，大者如拳，小者如粟，或软或硬，不疼不痛，无药可疗，不可辄有针灸。

生南星大者一枚（去土，薄切）

---

〔1〕 松萝：亦名松上寄生，苦甘平，无毒，具有治寒热，吐胸中痰涎，去头疮、项上瘤瘿，令人得眠之功用。

上细研，稠黏如膏，滴好醋五七滴。如无生者，以干者为末，投醋研如膏，先将小针刺病处，令气透，以药膏摊纸上，像瘤大小贴，觉痒，三五易瘥。

昆布丸 治一切瘿瘤，不问新久。

昆布一两（洗） 海藻一两（洗） 小麦一两（好醋煮干）

上三味为细末，炼蜜为丸，如杏核大。每服一丸，食后噙咽。

瘰疬论治

夫瘰疬之病，即九漏是也。古方所载，名状不一，难以详述。及其生也，多结于项腋之间，累累大小无定，发作寒热，脓水溃漏，其根在脏腑。盖肝主狼漏，胃主鼠漏，大肠主蝼蛄漏，脾主蜂漏，肺主蚍蜉漏，心主蛴螬漏，胆主浮蛆漏，肾主瘰疬漏，小肠主转脉漏。原其所自，多因寒暑不调，或由饮食乖节，遂致血气壅结而成也。

巢氏所载：决其生死，反其目以视之，其中有赤脉从上下贯瞳子，见一脉一岁死，见一脉半一岁半死，见二脉二岁死，见二脉半二岁半死，见三脉三岁死，赤脉不下贯瞳子可治。《三因》云：有是说，验之少有是证，理宜然也。平时有一二治法，用之已验，谩录于后。

皂子丸 治瘰疬满项不破，及结核肿痛者。

好皂角子一升 玄参 连翘仁各一两

上用水五升，砂锅内慢火煎，水尽为度，每服拣取好皂角子，软者三粒，食后临卧时细嚼津下；硬者捣烂蜜和，如榛子大，含化。半月必瘥，忌酒、面、热、毒物。

三圣丸 治瘰疬。

丁香五十个 斑蝥十个 麝香一钱（别研）

上细末，用盐豉五十粒，汤浸研如泥，和前药令匀，丸如绿豆大。每服五七丸，食前温酒送下，日进三服。如至五七日外，觉小便淋沥，是药之效，便加服；或便下如青筋膜之状，是病之根也。忌湿面、鱼、肉，一切动风物。

连翘丸 治瘰疬结核，破或未破者。

薄荷二斤（裂取汁，新者） 好皂角一挺（水浸，去皮，裂取汁，以上二味同于银石器内熬成膏） 青皮一两 连翘半两 陈皮一两（不去白） 皂角子（慢火炮，去皮，取皂子仁，捣罗为末）一两半 黑牵牛一两半（半生半炒）

上五味为末，用前膏子为丸，如梧桐子大。每服三十丸，煎连翘汤送下，食后，十日见效。

五痔肠风脏毒门

五痔论治

痔凡有五，即牡痔、牝痔、肠痔、脉痔、血痔是也。《素问》云：因而饱食，筋脉横解，肠澼为痔[1]。多由饮食不节，醉饱无时，恣食肥腻，久坐湿地，情欲耽著，久忍大便，遂使阴阳不和，关格壅塞，风热下冲，乃成五痔。

肛门生妒，或左或右，或内或外，或状如鼠奶，或形似樱桃，或脓或血，或痒或痛，或软或硬，或嚳或肿，久而不治，则成漏矣。

治之之法，切不可妄用毒药，亦不可轻易割取，多致淹滞，惟当用稳重汤剂徐徐取效，不可不知。

猬皮丸 治五种痔漏及蛊痔下血。

猪左足悬蹄[2]（烧灰存性） 猬皮一枚（烧灰存性） 黄牛角腮[3]（烧灰存性） 贯众 槐角子（炒） 雷丸 鸡冠花 槐花（炒） 油发灰 黄芪（去芦） 香白芷 当归（去芦，酒浸） 枳壳（去瓤，生用） 玄参 黄连（去须） 防风（去芦） 鳖甲（醋煮）各半两 麝香（别研）半钱

上为细末，米糊为丸，如梧桐子大。每服七十丸，加至一百

〔1〕 此语出《素问·生气通天论》。

〔2〕 猪左足悬蹄：咸平，无毒，主治五痔，肠痈内蚀。

〔3〕 黄牛角腮：苦温，无毒，主治下闭血，瘀血疼痛，女人带下，及赤白痢。

丸，空心米饮送下。年高虚弱，寒湿痔疾，不宜服之。

黄芪丸 治五痔出血疼痛。

榼藤子[1]（煨，用肉）半两 川续断（酒浸） 黄芪（去芦） 贯众 附子（炮，去皮脐） 枯矾（别研） 刺猬皮（烧灰） 当归（去芦，酒浸） 阿胶（蛤粉炒）各一两 麝香（别研）一字

上为细末，米糊为丸，如梧桐子大。每服七十丸，空心米饮送下。气壮多热之人不宜服此。

蜗牛膏 敷痔有效。

蜗牛[2]一枚 麝香三分

上用小砂合子盛蜗牛，以麝香糁之，次早取汁，涂痔处。

枯矾散 治五痔痒多痛少，或脓或胀，或漏血不止。

白矾（枯）半钱 脑子一字（别研）

上二味为末，先用鱼腥草煎汤，放温洗痔，次用药少许掺患处。

肠风脏毒论治

夫肠风脏毒下血者，皆由饱食过度，房室劳损，坐卧当风，恣餐生冷，或啖炙煿，或饮酒过度，或营卫气虚，风邪冷气，进袭脏腑，因热乘之，使血性流散，积热壅遏，血渗肠间，故大便下血。

血清而色鲜者，肠风也；浊而色黯者，脏毒也；肛门射如血线者，虫蛀也。又有阳气不升，血随气降，而下血者，下虚也。

---

〔1〕 榼藤子：涩甘平，无毒，主治五痔蛊毒，飞尸喉痹，小儿脱肛，血痢泻血。

〔2〕 蜗牛：咸寒，有小毒，主治贼风㖞僻，止消渴，利小便，消喉痹，疗脱肛，肿毒，痔漏。

下血之脉，脉多洪大而芤。盖弦者，劳也；芤者，下血也。

治疗之法，风则散之，热则清之，寒则温之，虚则补之。治法合宜，无不效者矣。

加减四物汤　治肠风下血不止。

侧柏叶　生地黄（洗）　当归（去芦，酒浸）　川芎各一两　枳壳（去瓤，炒）　荆芥穗　槐花（炒）　甘草（炙）各半两

上㕮咀，每服四钱，水一盏半，生姜三片，乌梅少许，煎至七分，去滓，温服，空心食前。

蒜连丸　治脏毒下血。

鹰爪黄连（去须）不拘多少

上为细末，用独蒜头一颗，煨香熟，研和入臼杵熟，丸如梧桐子大。每服三四十丸，空心，陈米饮送下。

香梅丸　治肠风脏毒。

乌梅（同核，烧灰存性）　香白芷（不见火）　百药煎（烧灰存性）

上等分为末，米糊为丸，如梧桐子大。每服七十丸，空心，用米饮送下。

断红丸　治阳虚，脏腑久而肠风痔疾，下血不止，或所下太多，面色痿黄，日渐羸瘦。

侧柏叶（微炒黄）　川续断（酒浸）　鹿茸（燎去毛，醋煮）　附子（炮，去皮脐）　黄芪（去芦）　阿胶（锉，蛤粉炒成珠子）　当归（去芦，酒浸）各一两　白矾（枯）半两

上为细末，醋煮米糊为丸，如梧桐子大。每服七十丸，空心食前，用米饮送下。

椿皮丸（《续方》）　治肠风泻血不止。

东行椿根白皮（锉，焙）不拘多少

上为细末，醋糊为丸，如梧桐子大。每服七十丸，空心食前，用陈米饮送下。

石榴散　治结阴泻血不止。

酸石榴皮　陈橘皮（汤浸，去白）　甘草（炙，锉）　干姜（炮）各等分

上焙干为末，每服二钱，陈米饮调下，日三服。

疥癣门

疮疥论治

夫疮疥之为病，虽苦不害人，然而至难忍者多矣。《素问》云：诸痛痒疮，皆属于心[1]。多由心气郁滞，或饮食不节，毒蕴于肠胃，发见于皮肤。古方有所谓，马疥、水疥、干疥、湿疥，种类不一。生于手足乃至遍体，或痒，或痛，或焮，或肿，或皮肉隐嶙，或抓之凸起，或痞瘟，或脓水浸淫。

治之，内则当理心血，祛散风热，外则加以敷洗，理无不愈。

当归饮子　治心血凝滞，内蕴风热，发见皮肤遍身疮疥，或肿，或痒，或脓水浸淫，或发赤疹。

当归（去芦）　白芍药　川芎　生地黄（洗）　白蒺藜（炒，去尖）　防风（去芦）　荆芥穗各一两　何首乌　黄芪（去芦）　甘草（炙）各半两

上㕮咀，每服四钱，水一盏半，姜五片，煎至八分，去滓，温服，不拘时候。

神异膏　治一切疮疥。

全蝎七个（去毒）　皂角一锭（锉碎）　巴豆七粒（去壳）　蛇床末三钱　麻油一两　黄蜡半两　轻粉半字　雄黄（别研）三钱

上先用皂角、全蝎、巴豆煎油变色，去了三味，入黄蜡化开，取出冷处，入雄黄、蛇床末、轻粉，和匀成膏。先用苦参汤

---

〔1〕此语出《素问·至真要大论》。

洗却，以药擦疮疥上，神效。

苦参汤

苦参　蛇床子　白矾　荆芥穗各等分

上四味煎汤，放温洗。

竹茹膏　治黄疮热疮。

真麻油二两　青木香二两[1]　青竹茹一小团　杏仁二十粒[2]（去皮尖）

上药入麻油内，慢火煎令杏仁色黄，去滓，入松脂末半两，熬成膏子，每用少许擦疮上。

癣 论 治

夫癣之为病，种状不同。古方所谓干癣、湿癣、风癣、苔癣之类。瘾疹如钱，渐渐滋蔓，或痒或痛，或圆或斜，其中生虫，搔之有汁，此由风湿毒气与血气相搏，凝滞而为此疾也。

胡粉散　治一切癣，神效。

胡粉[3]一分　砒半分　大草乌一个（生用）　蝎梢七枚　雄黄（别研）一分　硫黄（别研）一分　斑蝥一枚　麝香少许

上八味为细末，先用羊蹄根蘸醋擦动，次用药少许擦患处。

---

〔1〕 二两：《医方类聚》为“半两”。

〔2〕 二十粒：《医方类聚》为“二七粒”。

〔3〕 胡粉：亦名粉锡、铅粉、官粉，辛寒，无毒，李时珍云其治食劳复，坠痰消胀，治疥癣狐臭。

妇人门

妇人论治

夫妇人乃众阴所集，常与湿居，贵乎血盛气衰者也。血盛气衰是谓从，从则百疾不生；血衰气盛是谓逆，逆者灾害至矣。且妇人嗜欲多于丈夫，生病倍于男子。及其病也，比之男子十倍难疗，尤不可不考。

若是四时节气，喜怒忧思，饮食房劳为患者，悉与丈夫同也。有如七癥、八瘕、九痛、十二带下、产蓐，乃男子所无之证，此其生病倍于男子也。又况慈恋、爱憎、嫉妒、忧恚、抑郁不能自释，为病深固者，所以治疗十倍难于男子也。由是妇人别立方焉，倘能推所自而调之，可谓尽善尽美矣。

血气论治

《内经》云：百病皆生于气[1]，《经》有所谓七气，有所谓九气。喜、怒、忧、思、悲、恐、惊者，七气也。七情之外，益之以寒热二证，而为九气也。气之为病，男子妇人皆有之，惟妇人血气为患尤甚。

盖人身血随气行，气一壅滞，则血与气并，或月事不调，心腹作痛；或月事将行，预先作痛；或月事已行，淋漓不断，心胀作痛；或连腰胁，或引背膂，上下攻刺，吐逆不食，甚则手足搐

---

〔1〕 此语出《素问·举痛论》。

搦，状类惊痫；或作寒热；或为癥瘕，肌肉消瘦。非特不能受孕，久而不治，转而为瘵疾者多矣。

玄胡索汤 治妇人室女，七情伤感，遂使血与气并，心腹作痛，或连腰胁，或引背膂，上下攻刺，甚作搐搦，经候不调，但是一切血气疼痛，并可服之。

当归（去芦，酒浸，锉，炒） 玄胡索（炒，去皮） 蒲黄（炒） 赤芍药 官桂（不见火）各半两 片子姜黄（洗） 乳香 没药 木香（不见火）各三两 甘草（炙）二钱半

上㕮咀，每服四钱，水一盏半，生姜七片，煎至七分，去滓，食前温服。吐逆加半夏、橘红各半两。

琥珀散 治妇人、室女月水凝滞，胁肋胀刺，脐腹疞痛不可忍，及恶露不下，血上攻心，迷闷不省。凡有血气腹痛，并皆治之。

牡丹皮（去木） 赤芍药 蓬莪术（锉） 荆三棱（锉） 刘寄奴（去梗） 熟地黄（酒浸，蒸） 玄胡索（炒，去皮） 当归（去芦，酒浸） 乌药 官桂（不见火）各一两

上用前五味，用乌豆一升，生姜半斤，切片，米醋四升同煮，豆烂为度，焙干，入后五味，同为细末。每服二钱，用温酒调服，空心食前。

三神丸 治室女血气相搏，腹中刺痛，痛引心端，经行涩少，或经事不调，以致疼痛。

橘红二两 玄胡索（去皮，醋煮）一两 当归（去芦，酒浸，锉，略炒）一两

上为细末，酒煮米糊为丸，如梧桐子大。每服七十丸，加至一百丸，空心，艾汤送下，米饮亦得。

抑气散 治妇人气盛于血，变生诸证，头晕膈满，皆可服之。

香附子（炒，净）四两 茯神（去木）一两 橘红二两 甘草

（炙）一两

上为末，每服二钱，食前，用沸汤调服。

崩漏论治

崩漏之疾，本乎一证。轻者谓之漏下，甚者谓之崩中。且平居妇人，经脉调适，冲任二脉，互相滋养，阴阳二气，不相偏胜，则月事以时下。倘若将理失宜，喜怒不节，疲极过度，大伤于肝。盖肝为血之府库，喜怒劳役，一或伤之，肝不能藏血于宫，宫不能传血于海，所以崩中漏下。

漏下者，淋沥不断是也；崩中者，忽然暴下，乃漏证之甚者。其状或如豚肝，或成五色，与血俱下；又或如泔涕，如烂瓜汁，又或如豆羹汁，如蓝靛色；至有黑如干血相杂，亦有纯下瘀血者。此皆冲任虚损，喜怒劳役之过，致伤于肝而然也。久久不止，面黄肌瘦，虚烦口干，脐腹疼痛，吐逆不食，四肢虚困，甚则为胀为肿。

诊其脉，寸口脉弦而大，弦则为减，大则为芤，减则为寒，芤则为虚，虚寒相搏，其脉为革，主半产漏下。又尺寸脉虚者漏血，漏血脉浮者不可治。

治之之法，调养冲任，镇注血海，血海温和，归于有用，内养百脉，外为月事，自无崩中漏下之患矣。

《续方》崩漏评治：崩漏之疾，本乎一证，然有轻重之别焉。轻者谓之漏下，漏下者淋沥不断是也。重者谓之崩中，忽然暴下，乃漏证之甚者也。多因喜怒、劳役以致冲任虚损，阴阳互相胜负而然。若血下过多，真阴走耗，遂致头晕眼花，气乏怔忡，身体羸瘦，饮食减少，腹内冷痛，四肢无力，惊惕恐怖，此其证也。

有对证服之而作效者，亦有试之而罔功者，非药之不应，乃由冲任极虚，血海极寒故尔。盖血暖则流畅，外为月事，内灌百脉。今既虚极而又寒极，血寒则凝而不运，是以崩中不已，状如豚肝，或下五色，或与血俱下，或如泔涕，或如豆羹汁，或如蓝靛色，或纯下瘀血，此血寒之极所致，若以谓血热致崩而用凉药误矣。每用岁丹作效，每进三五粒而未愈，再进十粒，尤未愈，服至四、五十粒差愈，服至百粒方能作效，此岁丹之力也。然岁丹之性，全恃火力，如水寒成冰，血寒成块，血得温则流散四肢，冰得日则烘消成水，血凝得丹而流畅，火之力也。大抵医者，意也。以意医之，所以作效。倘或疑而未敢轻用，先进阳起石丸，服之二日未效，却进岁丹，庶无可疑矣。

又有室女，二七天癸当至，也有当至而未至者，近十八、九左右方行者。有卒然暴下，亦有淋沥不止，有若崩漏者，却又不宜服前二药也。惟当以四物汤加香附子煎。血色鲜而不止者，挟热也，宜去熟地黄，加生地黄煎。临病之际，又在乎审处之。

镇宫丸 治妇人崩漏不止，或下五色，或赤白不定，或如豆汁，或状若豚肝，或下瘀血，脐腹胀痛，头晕眼花，久久不止，令人黄瘦，口干胸烦不食。

代赭石（火煅，醋淬七次） 紫石英（火煅，醋淬七次） 禹余粮（火煅，醋淬七次） 香附子（醋炙）各二两 阳起石（煅红，细研） 芎䓖 鹿茸（燎去毛，醋蒸，焙） 茯神（去木） 阿胶（锉，蛤粉炒成珠子） 蒲黄（炒） 当归（去芦，酒浸）各一两 血竭（别研）半两

上为细末，用艾煎醋汁，打糯米和丸，如梧桐子大。每服七十丸，空心，米饮下。

十灰丸 治崩中下血不止。

锦灰 黄绢灰 马尾灰 艾叶灰 藕节灰 莲蓬灰 油发灰 赤松皮灰 棕榈灰 蒲黄灰

上等分为细末，用醋煮糯米糊为丸，如梧桐子大，每服七十

丸，加至一百丸，空心米饮下。

柏子仁汤 治妇人忧思过度，劳伤心经，心主于血，心虚不能维持诸经之血，亦能致崩中下血之患。

当归（去芦，酒炒） 芎䓖 茯神（去木） 小草 阿胶（锉，蛤粉炒成珠子） 鹿茸（燎去毛，酒蒸，焙） 柏子仁（炒）各一两 香附子（炒去毛）二两 川续断（酒浸）一两半 甘草（炙）半两

上㕮咀，每服四钱，水一盏半，生姜五片，煎至七分，去滓，空心食前，温服。

阳起石丸（《续方》） 治冲任不交，虚寒之极，崩中不止，变生他证。

阳起石（火煅红，别研，令极细）二两 鹿茸（去毛，醋炙）一两

上为细末，醋煎艾汁，打糯米糊为丸，如梧桐子大。每服百丸，空心食前，米饮送下。

加减四物汤（《续方》） 治室女二七天癸至，亦有当时未至而后至者，有卒然暴下淋沥不止，有若崩漏者，失血过多，变生诸证，悉宜服之。

川当归（去芦，酒润，切，焙）一两 川芎一两 熟地黄（洗净）一两 白芍药一两 香附子（炒去毛）一两半

上㕮咀，每服四钱，水一盏半，生姜五片，煎至七分，去滓，食前温服。如血色鲜而不止者，去熟地黄，加生地黄煎。

带下论治

巢氏《病源论》：妇人有三十六疾。所论三十六疾者，七

癥[1]、八瘕[2]、九痛[3]、十二带下是也。然所谓十二带下者，亦不显其症状，今人所患，惟赤白二带而已。

推其所在，劳伤过度，冲任虚损，风冷居于胞络，此病所由生也。且妇人平居之时，血欲常多，气欲常少，方谓主气有原，百疾不生。倘或气倍于血，气倍生寒，血不化赤，遂成白带；气平血少，血少生热，血不化经，遂成赤带。寒热交并，则赤白俱下。有室女或产后虚损而有此疾者，皆令孕育不成，以致绝嗣。

凡有是证，速宜治之。久而不治，令人面色皯黯，肌肉瘦瘠，腹胁胀满，攻刺疼痛，甚致足胫枯细，多苦逆冷，尫羸不能食矣。

诊其脉，右手尺脉浮，浮为阳，阳绝者无子，苦足冷带下也。

白垩丸 治妇人白带，久而不止，面生皯黯，绕脐疼痛，腰膝冷痛，日渐虚困，产后白带，并宜服之。

白垩[4]（火煅） 禹余粮（煅，醋淬七次） 鳖甲（醋炙） 乌贼骨（醋炙） 当归（去芦，酒浸） 鹊巢灰 干姜（炮） 紫石英（火煅，醋淬七次） 附子（炮，去皮脐） 金毛狗脊（燎去毛） 芎䓖各一两 艾叶灰半两 鹿茸（燎去毛，切片，醋炙）一两 香附子（醋煮）二两

上为细末，醋煮糯米糊为丸，如梧桐子大。每服七十丸，空心，用温酒、米饮任下。

白蔹丸 治室女冲任虚寒，带下纯白。

---

[1] 七癥：指鳖、虱、食、蛇、蛟龙、肉、发癥等。

[2] 八瘕：指青、黄、燥、血、脂、狐、蛇、鳖瘕等。

[3] 九痛：指阴中伤痛、阴中淋沥痛、小便即痛、寒冷痛、经水来腹痛、气满注痛、汗出阴中如虫啮痛、胁下痛、腰胯痛等。

[4] 白垩：亦白善土、画粉、白土粉，甘平，主治女子阴肿痛，漏下，泄痢，鼻衄吐血。

鹿茸（醋蒸，焙）二两　白蔹　金毛狗脊（燎去毛）各一两

上为细末，用艾煎醋汁，打糯米糊为丸，如梧桐子大。每服五十丸，空心温酒下。

当归煎　治妇人室女赤带不止，腹内疼痛，四肢烦疼，不欲饮食，日渐羸瘦。

当归（去芦，酒浸）　赤芍药　牡蛎（火煅，取粉）　熟地黄（酒蒸，焙）　阿胶（锉，蛤粉炒成珠子）　白芍药　续断（酒浸）各一两　地榆半两

上为细末，醋糊为丸，如梧桐子大。每服五十丸，空心米饮送下。

卷柏丸　治妇人室女，腹脏冷热相攻，心腹绞痛，腰痛腿痛，赤白带下，面色痿黄，四肢羸乏。

黄芪（去芦，蜜水炙）　熟地黄（洗）各一两半　卷柏（醋炙）　赤石脂（煅，醋淬七次）　鹿茸（醋炙）　白石脂　芎䓖　代赭石（煅，醋淬七次）　艾叶（醋炒）　桑寄生　鳖甲（醋炙）　当归（去芦，酒蒸，微炒）　地榆各一两　木香（不见火）　龙骨各半两　干姜（炮）三分

上为末，醋煮糯米糊为丸，如梧桐子大。每服七十丸，空心食前，用米饮送下。

恶阻论治

《内经》云：阴搏阳别，谓之有子[1]。三部脉浮沉正等，无病者，乃知有娠也。妊既受矣，多病恶阻。

恶阻者，世谚所谓恶食是也。此由妇人本虚，平时喜怒不节，当风取冷，中脘宿有痰饮，受妊经血既闭，饮血相搏，气不

[1] 此语出《素问·阴阳别论》。

宣通，遂致心下愦闷，头晕眼花，四肢沉重懈怠，恶闻食气，喜食咸酸，多卧少起，甚则吐逆不自胜持。

治疗之法，顺气理血，豁痰导水，然后平安矣。

参橘散 治妊娠三月，恶阻，吐逆不食，或心虚烦闷。

赤茯苓（去皮） 橘皮（去白）各一两 麦门冬（去心） 白术 川厚朴（姜汁制，炒） 人参 甘草（炙）各半两

上㕮咀，每服四钱重，水一盏半，生姜七片，刮竹茹如指大，煎至七分，去滓，温服，不拘时候。

旋覆半夏汤 治妊娠恶阻病，心中愦闷，吐逆不食，恶闻食气，头晕，四肢百节烦痛，多卧少起。

旋覆花（去枝萼） 芎䓖 细辛（洗去土） 人参 甘草（炙）各半两 半夏（汤泡七次） 赤茯苓（去皮） 当归（去芦，酒浸） 干生姜 陈皮（去白）各一两

上㕮咀，每服四钱，水一盏半，姜五片，煎至七分，去滓，温服，不拘时候。

人参半夏丸 治妊娠恶阻，病醋心，胸中冷，腹痛，吐逆不喜饮食。

半夏（汤泡七次） 人参 干生姜各半两

上为细末，以生地黄汁浸，蒸饼为丸，如梧桐子大。每服四十丸，用米饮送下，不拘时候。

缩砂散 治妊娠胃虚气逆，呕吐不食。

缩砂仁不拘多少

上为细末，每服二钱，入生姜自然汁少许，沸汤点服，不拘时候。

子烦论治

妊娠四月、六月，多苦烦闷。按医经：四月受少阴君火气以

养精，六月受少阳相火气以养气，所以如是。又有不拘此二月，而苦烦闷者，由母将理失宜，七情伤感，心惊胆怯而然也。

麦门冬汤[1] 治妊娠心惊胆怯烦闷，名曰子烦。

麦门冬（去心） 防风 白茯苓（去皮）各一两 人参半两

上㕮咀，每服四钱，水一盏半，生姜五片，入淡竹叶十片，煎至八分，去滓，温服，不拘时候。

滑胎论治

怀妊十月，形体就成，八月合进瘦胎易产之药，今世多用枳壳散，非为不是。若胎气肥实，可以服之，况枳壳大能瘦胎。胎气本怯，岂宜又瘦之也？不若进救生散，安胎益气，令子紧小，无病易产，又且多稳当。

救生散 安胎益气，易产。

人参 诃子（煨，去核） 麦蘖（炒） 白术（锉，炒） 神曲（炒） 橘红（炒）

上六味等分，为细末，每服三钱，水一盏，煎至七分，空心食前温服。

校正时贤胎前十八论治

第一问：妊娠三两月，胎动不安者何？

答曰：男女阴阳会通，血气调匀，乃成其孕。设若下血腹痛，盖由于子宫久虚，致令胎堕，其危甚于正产。若妊娠曾受此苦，可预服杜仲丸以养胎。

杜仲丸

---

[1] 麦门冬汤：又名竹叶汤（《普济方》）。

杜仲（去皮，锉，姜汁浸，炒去丝） 川续断（酒浸） 各一两

上为细末，枣肉煮烂，杵和为丸，如梧桐子大。每服七十丸，空心，用米饮送下，日二服。

第二问：胎动腹痛者何？

答曰：胎动腹痛，其理不一，或缘饮食冷热、动风毒物，或因再交摇动骨节，伤犯胞胎，其候多呕，气不调和；或服热药太过，气血相搏，急服顺气药安胎，不然变成漏胎则难疗矣。

如圣丸

鲤鱼皮 当归（去芦，酒浸） 熟地黄（酒蒸） 阿胶（锉，蛤粉炒成珠） 白芍药 川芎 川续断（酒浸） 甘草（炙） 各等分

上㕮咀，每服四钱，水一盏半，入苎根少许，生姜五片，煎至七分，去滓，空心食前温服。

第三问：胎漏经血妄行者何？

答曰：妊娠成形，胎息未实；或因房室惊触，劳力过度，伤动胞胎；或食毒物，致令子宫虚滑，经血淋沥。若不急治，败血凑心，子母难保，日渐胎干，危亡不久。

桑寄生散 治妊娠胎动不安，下血不止。

桑寄生 当归（去芦，酒浸） 川续断（酒浸） 芎䓖 香附子（炒去毛） 阿胶（锉，蛤粉炒如珠子大） 茯神（去木） 白术各一两 人参半两 甘草（炙） 半两

上㕮咀，每服四钱，水一盏半，姜五片，煎至七分，去滓，温服，不拘时候。

佛手散 治妊娠自四、五月至七月，因而筑磕口噤欲绝，用此药探之。若不损则痛止，子母俱安，若已损，立便逐下。

当归（去芦，酒浸） 芎䓖各一两

上二件㕮咀，每服四钱，酒一盏，煎令欲干，却入水一盏，再煎三、二沸，去滓，温服。如口噤者，时时灌下，如人行五、七里，再进一服，不过三服，便生也。

胶艾汤 治妊娠不问月数浅深，因顿仆胎动不安，腰腹疼痛，或胎奔上刺心，短气。

熟地黄（洗） 艾叶（炒） 白芍药 川芎 黄芪（去芦） 阿胶（锉，蛤粉炒成珠子） 当归（去芦，酒浸） 甘草（炙）各一两

上㕮咀，每服四钱，水一盏半，生姜五片，枣子一枚，煎至七分，去滓，温服，食前。

安胎散 治妊娠从高坠下，或为重物所压，触动胎气，腹痛下血。服此药后，觉胎动极热，胎已安矣。

缩砂不拘多少

上于熨斗内炒令热透，却去皮取仁，研为细末，每服二钱，热酒调服，不饮酒，煎艾盐汤调服，米饮亦可，不拘时候。

第四问：妊娠面赤，口苦舌干，心烦腹胀者何？

答曰：盖缘恣情饮酒，因食桃、梨、李、羊、鸡、面、鱼膻腥毒物，致令百节酸痛，大小便结涩，可服归凉节命散。

归凉节命散

川芎 苎根 白芍药 麦门冬（去心） 当归（去芦，酒浸） 白术各一两 糯米半合 甘草（炙）半两

上㕮咀，每服四钱，水一盏半，煎至一盏，去滓，温服，不拘时候。

大腹皮散 治妊娠大小便赤涩。

枳壳（去瓤，麸炒） 大腹皮 甘草（炙）各一钱 赤茯苓（去皮）三钱

上四味为细末，每服二钱，浓煎，葱白汤调下，不拘时候。

冬葵子散 治妊娠小便不利，身重恶寒，起则眩晕及水肿。

冬葵子三钱 赤茯苓（去皮）二钱

上为细末，每服三钱，米饮调服，不拘时候。利则住服，如不通恐是转胞，加发灰少许，神效。曾有妊妇，腹胀，小便不利，吐逆，诸医杂进温脾胃、宽气去胀等剂，服之反吐，药物不

纳，转加胀满，凑心，验之，胎死腹中，又服诸下胎药不能通解。举家忧惶，因得鲤鱼汤。论曰：脚肿，俗呼为皱脚，亦有通身肿满，心胸急胀，名曰胎水。遂去妊妇心前衣服看之，胸肚不分，急以鲤鱼汤三、五服，大小便皆下恶水，肿消胀去，方得分娩死胎，可谓更生之人矣。此证盖缘怀身腹大，妊娠不自知觉，人人皆以谓身娠如此，终不以为胎水病。医人何以得知？故书此谕病家自当觉察。

鲤鱼汤

当归（去芦，酒浸） 白芍药各三钱 白茯苓（去皮）四钱 白术五钱

上㕮咀，每服四钱，用鲤鱼一尾，不拘大小，破洗鳞肠，白水煮熟，去鱼，每服用鱼汁一盏半，生姜七片，橘皮少许，同煎至一盏，空心服，如胎水去未尽，再合服。

第五问：胎冷腹胀虚痛，两胁虚鸣，脐下冷疼欲泄，小便频数，大便虚滑者何？

答曰：胎气既全，子形成质，或食瓜果甘甜，饮冷不时之物，当风取凉，受不时之气，则令胎冷，子身不能安处，皮毛疼痛，筋骨拘急，手足挛拳，致使母有此危证，急服安胎和气散。

安胎和气散

诃子（面裹煨，去核） 白术各一两 陈皮（去白） 高良姜（锉，炒） 木香（不见火） 白芍药 陈米（炒） 甘草（炙）各半两

上㕮咀，每服四钱，水一盏半，生姜五片，煎至七分，去滓，温服，不拘时候。忌生冷物。

第六问：妊娠心神忪悸，睡里多惊，两胁膨胀，腹满连脐急痛，坐卧不宁，气急逼迫，胎惊者何？

答曰：胎气既成，五脏安养，皆因气闷或为喧呼，心忪悸乱，致令胎惊，筋骨伤痛，四大不安，急煎大圣散安保胎孕，则

无危矣。

大圣散

白茯苓（去皮） 川芎 麦门冬（去心） 黄芪（去芦，蜜水炙） 当归（去芦，酒浸）各一两 木香（不见火） 人参 甘草（炙）各半两

上㕮咀，每服四钱，水一盏半，生姜五片，煎至七分，去滓，温服，不拘时候。

紫苏饮 治胎气不和，凑上心腹胀满疼痛，谓之子悬。

大腹皮 川芎 白芍药 陈皮（去白） 紫苏叶 当归（去芦，酒浸）各一两 人参 甘草（炙）各半两

上㕮咀，每服四钱，水一盏半，生姜五片，葱白七寸，煎至七分，去滓，温服，空心。

第七问：怀孕月数未满半产者何？

答曰：本因脏腑虚微，气衰血竭，病起相感，精气攻冲，侵损荣卫，有伤胞胎，以致损落，名曰半产。急宜补治，可保安宁，稍缓变成虚劳，不可医也。

芎䓖补中汤 养新血，去瘀血，补虚扶危。

干姜（炮） 阿胶（锉，蛤粉炒） 芎䓖 五味子各一两 黄芪（去芦，蜜水炙） 当归（去芦，酒浸） 白术 赤芍药各一两半 木香（不见火） 人参 杜仲（去皮，锉，炒） 甘草（炙）各半两

上㕮咀，每服四钱，水一盏半，煎至一盏，去滓，通口服，不拘时候。

第八问：妊娠小便淋沥者何？

答曰：本因调摄失宜，子脏气虚。盖缘酒色过度，伤其血气，致水脏闭涩，遂成淋沥，名曰子淋。宜服安荣散，通利小便。

安荣散

麦门冬（去心）　通草　滑石各一钱[1]　当归（去芦，酒浸）灯芯　甘草（炙）各半两　人参　细辛（洗）各一钱

上为细末，每服三钱，煎麦门冬汤调服，不拘时候。

桑螵蛸散　治妊娠小便不禁。

桑螵蛸十二个（炙）

上为细末，每服二钱，空心食前，米饮调服。

白薇散　治妊娠遗尿，不知出。

白薇　白芍药

上等分为细末，每服二钱，食前酒调服。

第九问：妊娠下痢赤白者何？

答曰：盖因冷物伤脾，辛酸损胃，冷热不调，胎气不安，气血凝滞，下痢频频，时有时无，或赤或白，肠鸣后重，谷道疼痛，急服蒙姜黄连丸，不问冷热，二证皆可服之。

蒙姜黄连丸

干姜（炮）　黄连（去须）　缩砂仁（炒）　芎䓖　阿胶（锉，蛤粉炒）　白术各一两　乳香（别研）三钱　枳壳（去瓤，炒）半两

上为细末，用盐梅三个，取肉，入少醋糊同杵匀和，如梧桐子大。每服四十丸，白痢干姜汤下，赤痢甘草汤下，赤白痢干姜甘草汤下，并不拘时候。

当归芍药散　治妊娠腹中疞痛，下痢，心下急满。

白芍药　白茯苓　当归（去芦，酒浸）　泽泻　川芎各一两　白术一两半

上为细末，每服三钱，温酒调服，米饮亦可，空心食前，忌生冷。

第十问：妊娠外感风寒，浑身壮热，眼晕头旋者何如？

答曰：盖因风寒客于皮肤，伤于荣卫，或洗项背，或当风取

---

〔1〕一钱：平安书铺植村玉枝轩刻本为“二钱”。

凉，致令头目昏痛，憎寒发热，甚至心胸烦闷。大抵产前二命所系，不可轻易妄投汤剂。感冒之初，只[1]宜进芎苏散，以发散表邪，其病自愈。

芎苏散

紫苏叶　川芎　白芍药　白术　麦门冬（去心）　陈皮（去白）　干葛各一两　甘草（炙）半两

上㕮咀，每服四钱，水一盏半，生姜五片，葱白二寸，煎至八分，去滓，温服，不拘时候。

百合散　治妊娠风热相交，咳嗽痰多，心胸满闷。

百合（蒸）　紫菀茸（洗）　贝母（去心）　白芍药　前胡　赤茯苓（去皮）　桔梗（去芦，炒）各一两　甘草（炙）半两

上㕮咀，每服四钱，水一盏半，姜五片，煎至八分，去滓，温服，不拘时候。

羚羊角散　治妊娠中风，头项强直，筋脉挛急，言语蹇涩，痰涎不消，或发搐不省人事，名曰子痫，亦宜服之。

羚羊角（镑）　川独活（去芦）　酸枣仁（炒，去壳）　五加皮（去木）各半钱　薏苡仁（炒）　防风（去芦）　当归（去芦，酒浸）　川芎　茯神（去木）　杏仁（去皮尖）各四分　木香（不见火）　甘草（炙）各二分半

上㕮咀，每服四钱，水一盏，生姜五片，煎至七分，去滓，温服，不拘时候。

第十一问：妊娠疟疾者何？

答曰：荣卫虚弱，脾胃不足，或感风寒，或伤生冷，传成疟疾，急服驱邪散，莫待吐逆，见物不思，卒难医疗。

驱邪散

高良姜（锉，炒）　白术　草果仁　橘红　藿香叶　缩砂仁

---

〔1〕只：《医方类聚》等为“止”，属通假字，今改。

白茯苓（去皮）各一两 甘草（炙）半两

上吹咀，每服四钱，水一盏半，生姜五片，枣子一枚，煎至八分，去滓，温服，不拘时候。

第十二问：妊娠喘急，两胁刺痛胀满者何？

答曰：盖因五脏不利，气血虚羸，因食生冷，或发憎寒，唇青面白，筋脉拘挛，骨节酸痛，皮毛干涩，上气喘急，大便不通，呕吐频频，平安散主之。

平安散

厚朴（去皮，姜汁制） 生姜各二两 干姜（炮） 陈皮（去白）各一钱 川芎半钱 木香二分 干地黄（洗）一钱半 甘草（炙）四钱

上吹咀，每服四钱，水一盏半，入盐一捻，煎至一盏，去滓，通口服，不拘时候。亦宜服紫苏饮（方载第六问下）。

第十三问：妊娠头眩目晕，视物不见，腮项肿核者何？

答曰：盖因胎气有伤肝脏，毒热上攻，太阳穴痛，呕逆，背项拘急，致令眼晕生花，若加涎壅，危在片时，急煎消风散散之。

消风散

石膏（煅） 甘菊花（去枝梗） 防风（去芦） 荆芥穗 川羌活（去芦） 羚羊角（镑） 川芎 大豆黄卷（炒） 当归（去芦，酒洗）白芷各一两 甘草（炙）半两

上吹咀，每服四钱，水一盏半，入好茶半钱，煎至八分，去滓，通口服，食后。

有一妊妇，将临月，两眼忽然失明，灯火不见，头痛目晕，项腮肿满，不能转颈。诸医治疗不瘥，转加危困，偶得此方，对证合之服，病减七八，获安分娩。其眼带吊起，人物不辨。有人云：只服四物汤加荆芥、防风，更于眼科对第四十九辘轳转关证，服天门冬饮子，但以此二般药间服，目渐稍明。大忌酒面、

煎炙、烧煿、鸡、羊、鹅、鸭、豆腐、辛辣，一切毒食，并房劳及稍温药。如其不然，眼不复明也。盖此证为怀身娠，多居火阁，衣着裀褥厚盖，伏热在里，或服补药，因食热物太过，致令胎热，肝脏壅极，风充入脑所致。

天门冬饮子

天门冬（去心） 知母 茺蔚子各一两 防风（去芦）半两 五味子 茯苓（去皮） 川羌活（去芦） 人参各七钱半

上㕮咀，每服四钱，水一盏半，生姜三片，煎至八分，去滓，食后温服。

第十四问：小腹虚胀者何？

答曰：因食硬物，伤妊娠。既受病，传于脾胃，脾胃气虚，冷逼小腹，状若奔豚，或腰重，大便秘涩，两胁虚鸣，宜服胜金散，温中下气，疾即安矣。

胜金散

吴茱萸（去枝梗，酒浸，炒） 陈皮（去白） 干生姜 干姜（炮） 川芎各一钱半 厚朴（去皮，姜炒） 缩砂仁（炒） 甘草（炙）各三钱

上为细末，每服二钱，盐汤调服，不拘时候。

第十五问：将产忽见横倒者何？

答曰：不能忌口，恣情多食，五脏气滞，六腑不和，胎气既肥；或用力太早，胎受惊触。急用瘦胎金液丸，其儿身自顺生矣。

金液丸

飞生毛（火烧，如腋下毛尤佳）半钱 血余（无病女人发烧灰） 公母羊粪（烧灰）各半钱 灶中心土一钱 黑铅三钱（用小铫子火上熔，投水银半钱，急搅，结成砂子，倾出细研） 朱砂半钱（别研）

上为细末，用粽子角为丸，如绿豆大，遇难产急难，以倒流水吞下五丸，儿身自顺，则正产，子母活矣。

催生铅丹 治横逆难产。

黑铅一钱（小铫子火上熔，投水银二钱，急搅结成砂子，倾出，用熟绢汗衫角纽作丸子，如绿豆大，临蓐香水吞下二丸，立便生）

上譬如停水灭火，积年不用，偶尔不虞，乃救一时之急也。所谓胎前数证危急，产后亦然，于病势不无过虑。家有妊妇，正当预备先合，临产或当煎下，若得幸而无恙，有不须服汤散，必是弃之，其丸所费亦不为多。

催生如圣散

黄蜀葵子不拘多少

上为细末，每服二钱，用热酒调服。如不饮酒，热汤亦得。

香桂散 下死胎。

麝香半钱（别研） 官桂三钱（为末）

上件和匀，只作一服，温酒调服，须臾，如手推下。

第十六问：欲产忽然气血晕闷，不省人事者何？

答曰：本因用力太过，脉理衰微，精神困倦，心胸痞闷，眼晕口噤，面青发直，命在须臾，急服灵药。

来苏散

木香（不见火） 神曲（锉，炒） 陈皮（去白） 麦蘖（炒） 黄芪（去芦） 生姜（切，炒黑） 阿胶（锉，蛤粉炒） 白芍药各一钱 糯米一合半 苎根（洗净）三钱 甘草（炙）三钱[1]

上㕮咀，每服四钱，水一盏，煎至八分，去滓，斡开口灌，连接煎，再灌，知人事，可谓更生之人也。

第十七问：胞肥临产难生者何？

答曰：身居富贵，口厌甘肥，聚乐不常，食物无度，既饱便卧，致令胞胎肥厚，根蒂坚牢，行动气急。盖缘不曾预服瘦胎之药，致于临产，必是难生，入月可服无忧散，则易生矣。

---

〔1〕三钱：平安书铺植村玉枝轩刻本为“二钱”。

无忧散

当归（去芦，酒浸） 川芎 白芍药各三钱 木香（不见火） 甘草（炙）各一钱半 枳壳（去瓤，麸炒） 乳香（别研）各三钱 血余（发灰）一钱半（以獖猪心血和之）

上为细末，每服二钱，水一盏，煎至八分，日进二服，不拘时候。

第十八问：坐草蓦然气痿目翻口噤者何？

答曰：盖因恣意喜怒，遂致卫竭荣枯，胎转难动。坐草时，用性过多，腹痛又不能孰忍，目翻口噤，面黑唇青，沫出口中，子母俱殒。若两脸微红，子死母活。用霹雳夺命丹急救之。

霹雳夺命丹

蛇蜕一条（入瓦磁罐内煅） 千里马（路上左脚旧草鞋一双，净洗，烧灰）一钱 金银箔各七片 发灰一钱 马鸣蜕[1]（蚕蜕，烧灰）一钱 乳香半钱（别研） 黑铅二钱半（水银七分半，依十五问中法修用）

上细末，以獖猪心血为丸，如梧桐子大。倒流水灌下二丸，如灌不行，化开灌效。

校正郭稽中产后二十一论治

第一论曰：热病胎死腹中者何？

答曰：因母患热病，至六七日后，脏腑热极，熏煮其胎，是以致死。缘儿死身冷不能自出，但服黑神散，暖其胎，须臾胎气温暖即自出矣。然又有不因病热以致胎死者，或因顿仆，或从高坠下，或因房屋惊触，或临产惊动太早，触犯禁忌，产时未到，

〔1〕 马鸣蜕：亦名佛蜕，气味甘平，无毒，主治妇人血风，目中翳障及疳疮。

经血先下，秽露已尽，致胎干子死腹中。何以验之？但看产妇舌色，青黑及舌上冷者是其候也。疑二之际，且进佛手散三、二服探之；若不死，子母俱安；若胎已死，立便逐下。的知其胎死，则进香桂散，须臾，如手推下。

黑神散 此方产后无所不治。

当归（去芦，酒浸） 芍药 干姜（炮） 官桂（不见火） 甘草（炙） 生地黄（洗）各一两 黑豆（炒去皮，净）二两 附子（泡，去皮脐）半两

上为末，每服一钱匕，空心温酒调下。

香桂散（方载“时贤胎前十八论治·十五问”）

佛手散（方载“时贤胎前十八论治·第三问”）

第二论曰：胎衣不下者何？

答曰：母生子讫，血流入衣中，衣为血所胀，是故不得下。治之稍缓，胀满腹中，上冲心胸，疼痛喘急者难治。但服夺命丹以速去衣中之血，血散肿消，胎衣自下。亦有胎初下后，产妇力少，不能更用气力，产胞经停遇风冷乘之，血道闭涩，故胎衣不下。取黑豆二大合，炒令熟，入醋一大盏，煎三五沸，去滓，分三服，温服。或取鞋底炙热，熨小腹上下三五次，立效。

夺命丹

附子（炮，去皮脐）半两 牡丹皮一两 干漆一两

上为细末，用酸醋一升，大黄末一两，同熬成膏，和药丸如梧桐子大。温酒吞下五七丸，不拘时候。

第三论曰：难产者何？

答曰：胎成之后，子居腹中，每食母血，食血有余，遂成积块，谓之儿枕；子欲生时，血块先破，为败血散裹其子，所以难产。当服胜金散。要知胎成之后，全在调摄，常欲其气道平顺，十月满足，则产无不顺矣。更有年少初产，才觉腹痛，便相告报，傍人扰扰，产妇惊怖不安，心气蓄结，气道不顺，以致难

产。宜服催生如胜散，及紫苏饮，顺气安胎，衣破浆行，须臾即生。

胜金散

麝香一钱　盐豉一两（旧青布袋裹，烧令红，急以乳锤研令细）

上为细末，取秤锤烧红，以酒淬之，调下药一钱匕。

催生如胜散（方载“时贤胎前十八论治·十五问”）

紫苏饮（方载“时贤胎前十八论治·六问”）

第四论曰：产后血晕者何？

答曰：产后血晕，因产所下过多，血气虚极，是故晕闷，甚则昏塞不知人，气息欲绝，晕闷不止，则能毙人。若作暗风治之，诚为谬矣。但服清魂散自瘥。如芎䓖汤、黑龙丹皆要药也。或以干漆烧烟冲其鼻，更于产妇房屋中，频用醋炭为佳。

清魂散

泽兰叶　人参（去芦）各一两　荆芥穗四两　川芎二两　甘草（炙）八钱

上为细末，每服一钱重，热汤、温酒各半盏，调匀急灌之，下咽喉则眼开气定，省人事。

芎䓖汤及黑龙丹（方并载“产后杂病论治”）

第五论曰：产后口干痞闷者何？

答曰：产后血气暴虚，脾胃顿弱，食面太早，停聚胃脘，面毒上熏于胸[1]，是以口干烦闷，心下痞满，宜服见现丸以消化之。或有产后劳伤虚羸，因事触忤，怒气上逆，以致胸膈痞塞，口干烦闷者，亦宜服见现丸。盖其间药味，皆是顺气快膈之剂。紫苏饮亦可服之。

见现丸

---

〔1〕胸：平安书铺植村玉枝轩刻本为“肺”字，今据《卫生家宝产科备要》改。

高良姜（锉，炒） 姜黄 荜澄茄 陈皮（去白） 蓬术（炮，切） 人参 京三棱

上各等分为细末，用萝卜慢火煮令烂，研细，将余汁煮面糊和丸，如梧桐子大。不拘时候，用萝卜汤吞下三十丸，或加至五十丸。

第六论曰：产后乍寒乍热者何？

答曰：因产劳伤气血。盖血属于阴，气属于阳，血气一伤，阴阳互相乘克，所以乍寒乍热。此特论阴阳不和之所由致者。亦有因产恶露下少，留滞胞络，亦令人寒热，但小腹痛急为异尔。阴阳不和，宜服增损四物汤；败血停留，宜服夺命丹，或黑龙丹，增损四物汤并可进。

增损四物汤

当归（去芦，酒浸） 白芍药 川芎 干姜（炮） 人参各一两 甘草（炙）半两

上为㕮咀，每服四钱重，水一盏，姜三片，同煎至六分，去滓，微热服，不拘时候。

夺命丹（方载“产后二十一论治·第二论”）

黑龙丹（方载“产后杂病论治”）

第七论曰：产后四肢虚肿者何？

答曰：母生子讫，例服黑神散及芎藭汤者，取其逐瘀血以生新血也。倘恶露不尽，停留胞络，生病多端。轻者为胀、为痛、为寒、为热；甚者月水不调，闭断不通，久成血瘕，以致尫羸。有如产后面目四肢浮肿，此由败血乘虚，停积于五脏，循经流入四肢，留淫日深，腐坏如水，致令浮肿。医者不审，便作水气治之，投以甘遂、大戟等药，以导其水，虚之复虚，因兹夭枉者多矣。但服调经散，血行肿消，自然良已。黑龙丹亦治产后浮肿血滞所致，不可不知。

调经散

没药（别研） 琥珀（别研）各一钱 肉桂（不见火） 赤芍药 当归（去芦，酒浸）各一两 麝香半钱（别研） 细辛（洗）半钱 甘草（炙）二钱

上为细末，每服半钱重，生姜汁、温酒各少许，调匀服。

黑龙丹（方载“产后杂病论治”）

第八论曰：产后乍见鬼神者何？

答曰：肝能藏血，心能主血，因产走耗其血，劳动肝心，败血奔冲，邪淫于心，所以乍见鬼神，言语颠倒，非风邪也。但服调经散加生龙脑一捻，煎服，得睡即安。黑龙丹亦能治疗。

调经散（方载“产后二十一论治·第七论”）

黑龙丹（方载“产后杂病论治”）

第九论曰：产后不语者何？

答曰：心者，君主之官，神明出焉。内候血海，外应于舌。舌者，心之机。产后败血停蓄，上干于心，心气闭塞，则舌强而不语矣。但服八珍散自瘥。

八珍散

人参 石菖蒲 生地黄（酒蒸，焙） 川芎各一两 朱砂（别研） 防风（去芦）各半两 细辛（洗净）一钱 甘草（炙）半两

上为细末，每服一钱，薄荷汤调下，不拘时候。地黄多喜恋膈，脾胃不快者以当归代之，其效尤著。

第十论曰：产后腹痛又泻痢者何？

答曰：因产血气劳伤，外则腠理空疏，内则肠胃虚怯，若未满月饮冷当风，邪毒乘虚进袭，留于分肉之间，布于肠胃之内，遂致腹胁疞痛，痛如刀刺，流入大肠，肠鸣洞泄，洞泄不已，痢下赤白。宜服调中汤。又有食肉太早，强食过多，停积不化，脐腹疼痛而成泄痢者，诚有之矣。法当消化停滞则愈。但不可用牵牛、巴豆峻剂以虚气血。第五问中见现丸最佳。仓卒未能辨

此，用《局方》中治中汤[1]加缩砂仁煎服。

调中汤

良姜（锉，炒） 当归（去芦，酒浸） 肉桂（不见火） 白芍药 附子（炮，去皮脐） 川芎各一两 甘草（炙）人参各半两

上㕮咀，每服三钱，水二盏，煎至一盏，去滓，热服，空心食前。

第十一论曰：产后遍身疼痛者何？

答曰：因产走动血气，升降失其常度，留滞关节，筋脉引急，是以遍身疼痛，甚则腰背强硬不能俯仰，手足拘挛，不能伸屈，或身热头痛。不可作他病治，但服趁痛散，循流血气，使筋脉舒畅，疼痛自止，俯仰得其所矣。

趁痛散

川牛膝（去芦，酒浸） 川当归（去芦，酒浸） 官桂（不见火） 白术 黄芪（去芦） 川独活（去芦） 生姜各半两 薤白二钱半 甘草（炙）三钱

上㕮咀，每服四钱，水一盏半，煎至八分，去滓，热服，不拘时候。加上桑上寄生半两尤佳。

第十二论曰：产后大便秘涩者何？

答曰：津液者，血之余。因产伤耗血气，津液暴竭，气少不能运掉，是以大便秘涩不通也。轻者且进橘杏丸以润滑之，滑则通矣。若过六七日，腹中满痛，尚且不通，此必有燥粪在内，干涩未能得出耳。却服麻仁丸以通利之，下燥粪则愈。若以为有热，用重凉之剂以攻之，转更伤动胃气，变证多端，性命危矣。

麻仁丸

麻子仁（别研） 枳壳（去瓤，麸炒） 人参 大黄各半两

上为细末，炼蜜为丸，如梧桐子大。每服五十丸，温汤、米

---

〔1〕 治中汤（《和剂局方》）见“宿食门·宿食论治”。

饮任下。未通加丸数。

橘杏丸（方载“大便门·秘结论治”）

第十三论曰：产后血崩者何？

答曰：因产所下过多，血气暴虚，未得平复；或因劳役，或因惊恐，致血暴崩。又有荣卫损伤，气衰血弱，亦变崩中。若少腹满痛，此为肝经已坏，为难治。俱宜投固经丸止之。若小腹胀满，此为内有瘀血，则未可止之，止之非特淋沥不已，小腹转加胀满。若小腹胀满，且服芎䓖汤及黑龙丹。若小腹不满急，是内无瘀血，可服固经丸止之。忌热药者，进十灰丸亦得。

固经丸

赤石脂（煅） 艾叶 补骨脂（炒） 木贼各半两 附子一枚（炮，去皮脐）

上为细末，陈米饮和丸，如梧桐子大。食前温酒送下五十丸，米饮亦可。

十灰丸（方载“崩漏论治”）

第十四论曰：产后腹胀闷满呕吐者何？

答曰：胃受水谷，脾主运化，主血主气，内濡脏腑者也。因产脏腑暴虚，恶露下少，败血乘虚散于脾胃，脾受之而为腹胀，胃受之则为呕逆。亦有恶露过多，气无所主，聚于脾胃，脾受之则为腹胀，胃受之则为吐逆。抵圣汤而治。恶露过多者，于抵圣汤中去泽兰、赤芍药，倍加生姜、橘皮也。

抵圣汤

赤芍药 半夏（汤泡） 泽兰叶 陈橘皮（去白） 人参各一钱 甘草（炙）一钱 生姜一钱

上㕮咀，每服四钱，水一盏半，煎至七分，去滓，温服，不拘时候。

第十五论曰：产后口鼻黑气起，鼻衄者何？

答曰：阳明者，经脉之海，起于鼻，交頞[1]中，还出挟口交人中，左之右，右之左。产后气消血败，荣卫不理，散乱入于诸经，却还不得，故令口鼻黑起及变鼻衄。此缘产后虚热，变生此疾，不治，名曰胃绝肺绝。上遇此疾，急取绯线二条，并产妇顶心发二条，系中指上节，即止。无药可疗，亦厌禳之一端也。

第十六问曰：产后喉中气急喘者何？

答曰：荣者，血也；卫者，气也。荣行脉中，卫行脉外，相随上下，谓之荣卫。因产所下过多，荣血暴竭，气无所主，独聚于肺中，故令喘也。此名孤阳绝阴，为难治。若恶露不快，败血停凝，上熏于肺，亦令喘急。如此但服夺命丹，血去喘急自止。

夺命丹（方载“产后二十一论治·第二论”）

第十七论曰：产后中风者何？

答曰：盖因产后伤动血气，劳损经络，腠理空疏，劳役太早，风邪乘间而入，始客于皮肤，次则入于筋脉，又其次也传于诸脏，随其诸脏经络而生病焉。或身体缓急，或顽痹不仁，或口目不正，或奄奄忽忽，神情闷乱，乃中风候，宜服小续命汤。又有产后五七日，强力下床；或一月之内，伤于房室；或怀忧发怒，动扰冲和；或因著艾，伤动脏腑。得病之初，眼涩口噤，肌肉瞤搐，渐至腰背筋急强直者，不可治。此乃人作，非偶[2]尔中风所得也。

小续命汤　治妇人产后失血中风，冒昧不知痛处，拘急不得转侧，四肢缓急，遗矢便利。（方见“诸风门·中风论治”）

第十八论曰：产后心痛者何？

---

〔1〕頞：平安书铺植村玉枝轩刻本为“额”字，今据《灵枢·经脉篇》改。

〔2〕偶：平安书铺植村玉枝轩刻本为“的”字，今据《卫生家宝产科备要》改。

答曰：心者，血之主。人有伏宿寒，因产大虚，寒搏于血，血凝不得消散，其气遂上冲击于心之络脉，故心痛，但以大岩蜜汤治之。寒去则血脉温而经络通，心痛自止。若误以为所伤，治之则虚极，寒益甚矣。心络寒甚，传心之正经则变为真心痛，朝发夕死，夕发朝死。若因七情伤感，血与气并而心痛者，宜服玄胡索汤，则痛自止。

大岩蜜汤

熟地黄（酒蒸，焙） 当归（去芦，酒浸） 川独活（去芦） 干姜（炮） 吴茱萸（炒） 桂心（不见火） 白芍药 小草各一两 甘草（炙） 细辛各半两

上㕮咀，每服半两，水二大盏，煎至一盏，去滓，微热服，不拘时候。

玄胡索汤（方载“妇人门·血气论治”）

第十九论曰：产后热闷气上转为脚气者何？

答曰：产后血虚生热，复因春夏取凉过度，地之蒸湿，因足履之，所以著而为脚气。其状热闷掣纵，惊悸心烦，呕吐气上，皆其候也。服小续命汤二三剂必愈（方见前）。恶附子者，宜服独活寄生汤；若呕者，去地黄，倍加生姜。

独活寄生汤（方见“脚气门·脚气论治”）

第二十论曰：产后汗出多而变痉者何？

答曰：产后血虚，肉理不密，故多汗。因遇风邪搏之，则变痉也。痉者，口噤不开，背强而直，如发痫之状，摇头马鸣，身反折，须臾又发，气息如绝。宜速斡口灌小续命汤（方见“诸风门·中风论治”）。稍缓，即汗出如雨，手拭不及者，不可治。

上方不特治产妇，凡妇人偶中此疾，急以此药灌之，无不愈者。或服他药，则不及矣。

第二十一论曰：产后所下过多虚极生风者何？

答曰：妇人以血为主，因产下血过多，气无所主，唇青肉

冷，汗出目瞑，神昏，命在须臾，此但虚极生风也。如此则急服济危上丹。若以风药治之，则误矣。

济危上丹

太阴玄精石[1]（别研）　乳香（别研）　五灵脂　硫黄（别研）　桑上寄生　陈皮（去白）　阿胶（蛤粉炒）　卷柏（生）各等分

上将上四味同研匀，石器内微火炒，勿令焦了，再研极细，复入余药末，用生地黄汁煮糊为丸，如梧桐子大。每服五十丸，食前，用温酒吞下，当归酒亦得。

产后杂病论治

黑龙丹　治妊娠临产难生，或胎衣不下，产后血晕，不省人事，状如中风，血崩，恶露不止，腹中刺痛，血滞浮肿，血入心经，语言颠倒，如见鬼神，血风相搏，身热头痛，或类疟状，胎前产后，一切危急狼狈垂死。以此药灌三四丸，无不救活者。

五灵脂　当归（去芦，酒浸）　生地黄　川芎　高良姜（锉）各一两

上细锉，入砂锅内，纸筋盐泥固济，炭火煅通红，候火灭，冷取出，细研，入后药：

百草霜五两　乳香　生硫黄　琥珀　花蕊石各一钱

上五味，并研细末，同前药和匀，米醋煮面糊为丸，如弹子大。要服用火煅药通红，投入生姜自然汁浸淬之，以无灰酒并合童子小便顿服，神效不可尽述。

当归羊肉汤　治产后发热，自汗，肢体痛，名曰蓐劳。

当归（去芦，酒浸）　人参各七钱　黄芪（去芦）一两　生姜

---

〔1〕 太阴玄精石：即玄精石，又阴精石、玄英石，味甘咸性寒，益精气，除风冷邪气湿痹，妇人痼冷漏下，心腹积聚冷气。

半两

上㕮咀，用羊肉一斤，煮清汁五大盏，去肉入前药煎四盏，去滓，作六七服，早晚三四服。收汗，止头痛。

猪腰子粥 治产后蓐劳发热。

猪腰子一只

上去白膜，切作柳叶片，少盐酒拌之；先用粳米一合，入葱椒煮粥，盐醋调和；将腰子铺碗底，用热粥盖之，如作盦生粥状吃之，每日空心作粥极妙。

芎归汤 治大产小产，对证加添服餌（方见“眩晕门·眩晕论治”）。

腹中刺痛，加白芍药；口干烦渴，加乌梅、麦门冬；发寒热，加干姜、白芍药；水停心下，微呕逆，加茯苓、生姜；虚烦不得眠，加人参、竹叶；大便秘涩，加熟地黄、橘红、杏仁；小便不利，加车前子；腹胁膨胀，加厚朴；血崩不止，加香附子；咳嗽痰多，加紫菀、半夏、生姜；腰痛脚痛，加牛膝；心下疼痛，加延胡索；恶血不下，腰腹重痛，加牡丹皮。

漏芦散 治乳妇气脉壅塞，乳汁不行。

漏芦二两半 蛇蜕（炙）十条 瓜蒌十个（急火烧存性）

上作细末，每服二钱，温酒调下，不拘时候，仍吃热养助之。

钟乳粉散 治乳妇气少血衰，脉涩不行，乳汁绝少。

成炼钟乳粉[1]

上细罗，每服二钱，浓煎漏芦汤调下，不拘时候。

---

〔1〕 此即石钟乳，性味甘温，无毒。主治咳逆上气，明目益精，安五脏，通百节，利九窍，下乳汁。

血瘕论治

腹中之病，经书所载有积有聚，有癖有疝，有癥有瘕。盖积者，五脏所积，其痛不离其部；聚者，六腑所聚，其痛无有常处；癖者，病据两胁之傍；疝者，弦急而多痛；癥者，征也，有块可验；瘕者，假也，假物成形，其结聚浮假，推移乃动。此无他，皆由饮食不节，寒温不调，气血劳伤，脏腑虚弱，受于风冷，与气血相结而成也。

惟妇人血瘕为病，异于丈夫。其所以异者，非独关于饮食不节而已，多因产后劳动太早，喜怒不调，脏虚受寒；或月水往来，取凉过度，恶血不散，遇寒搏之；寒搏则凝，皆能成血瘕也。病作之时，令人心胁攻刺，小腹痛重，或腰背互相引而痛，久而不消，令人黄瘦羸弱，遂致绝产。诊其脉弦急大者生，虚小弱者死不治。

琥珀丸　治妇人血瘕，腹中有块攻刺，小腹痛重，或腰背相引而痛，久而不治，黄瘦羸乏。

琥珀（别研）　白芍药　川乌（炮，去皮）　川牛膝（去芦，酒浸）　鳖甲（醋炙）　蓬莪术（炮）　当归（去芦，酒浸）　紫厚朴[1]（姜制炒）各一两　木香（不见火）　泽兰叶　官桂（不见火）各半两　麝香（别研）半钱

上为细末，酒糊为丸，如梧桐子大。每服七十丸，空心温酒、米饮任下。

三棱煎丸（《续方》）　治妇人室女血瘕，月经不调，脐下坚结，大如杯升，久而不治，必成血蛊。

京三棱　蓬术各二两　芫花半两　青皮（去瓤净）一两半

---

〔1〕紫厚朴：《医方类聚》等刻本为“梓厚朴”，今据《普济方》改。

上锉如豆大，用好醋一升，煮干，焙为细末，醋糊为丸如梧桐子大。每服五十丸，食前，用淡醋汤吞下。

通经丸 治室女月经不通，脐下坚结，大如杯，发则寒热往来，此名血瘕。

当归（去芦，酒浸）一钱半 蓬术 桂（不见火） 青皮（去白） 大黄（炮） 干姜（炮） 桃仁（去皮尖，炒） 干漆（炒令烟尽） 红花 川椒（去目及闭口者，微炒，放地上密盖，出汗）各一钱

上十味为末，将一半用醋煮熬成膏，一半入鸡子清同捣匀，丸如桐子大。每服二十丸，空心，淡醋汤下。

六合汤 治妇室经事不行，腹中结块疼痛，腰痛腿痛。

当归（去芦，酒浸） 白芍药 官桂（去皮） 熟地黄（洗） 川芎 蓬术（炮）各等分

上㕮咀，每服四钱，水一盏，煎至七分，去滓，空心温服[1]。

当归丸 治妇人月经不调，血积证。

当归 赤芍药 川芎 熟地黄 黄芪 京三棱各半两 神曲 百草霜各二钱半

上为细末，酒糊为丸，梧桐子大。水下三十丸，食前服。

妇室搐搦论治

妇人室女，有生平无病者，一旦忽感手足搐搦之证，痰涎壅塞，精神昏愦，不省人事，医者往往便作痫证治之，非也。殊不知妇室以肝气为主，盖肝乃血之府库，肝既受病，经候愆期，或多或少，或闭断不通，肝宫堙塞，随气虚实而生病焉。妇人多由血虚，七情所感而生风；女子血实，七情所感而生热，邪乘四

〔1〕《医方类聚》本为“温服，空心食”。

末，是以卒然手足搐搦，状类痫证也。

治疗之法，先宜多进苏合香丸，温酒化服以快其气，候其苏醒，亟用调经之法，塞者通之，通者调之，虚者与之，实者取之。妇人宜服白薇丸，女子宜服泽兰丸，多服以病退为期也。

白薇丸

白薇　紫石英（火煅，醋淬七次）　琥珀（别研）　白芍药　桂心（不见火）　川续断（酒浸）　防风（去芦）　山茱萸（取肉）　当归（去芦，酒浸）　柏子仁（炒）　川乌（炮，去皮尖）　牡丹皮（去木）各一两　木香（不见火）半两　麝香（别研）半钱

上为细末，生姜自然汁打米糊为丸，如梧桐子大。每服七十丸，空心食前，温酒、米饮任下。

泽兰丸

当归（去芦，酒浸）　泽兰叶　琥珀（别研）　羚羊角（别镑，研）　防风（去芦）　牡丹皮（去木）各一两　麝香（别研）半钱　安息香（酒煮，去砂石）半钱　生地黄　赤芍药各半两　铁粉半两　橘红五钱

上为细末，炼蜜为丸，如梧桐子大。每服七十丸，空心食前，温酒、米饮任下。

求子论治

《素问》云：夫天地者，万物之上下也[1]。阴阳者，血气之男女也[2]。夫有夫妇则有父子，婚姻之后则有生育，生育者人伦之本也。且男女之合，二情交畅，阴血先至，阳精后冲，血开

---

[1] 此语出《素问·阴阳应象大论》，但平安书铺植村玉枝轩刻本等为“夫天地者，万物之父母也”。据《黄帝内经素问》改。

[2] 此语出《素问·阴阳应象大论》。

裹精，阴外阳内，阴含阳胎，而男形成矣。阳精先至，阴血后参，精开裹血，阳外阴内，阳含阴胎，而女形成矣。

若夫受形之易者，男女必当其年。男子二八，精气溢泻，必三十而娶；女子二七，天癸至，必二十而嫁。欲其二气充实，然后交合而孕，孕而育，育而寿。倘若婚嫁不时，真气早泄，未完而伤，是以交而不孕，孕而不育，育而不寿者多矣。以之观之，男女婚姻，贵乎及时，夫妇贵乎强壮，则易于受形也。

且父少母老，生女必羸；母壮父衰，生男必弱，诚有斯理。或男子真精气不浓，妇女血衰而气旺，是谓夫病妇疹，皆使人无子。

治疗之法，女子当养血抑气，以减喜怒，男子益肾生精，以节嗜欲，依方调治，阴阳和平，则妇人乐有子矣。

抑气散　治妇人气盛于血，所以无子，寻常头晕膈满，体痛怔忡，皆可服之。香附子乃妇人之仙药，不可谓其耗气而勿服。

香附子（炒，杵净）四两　茯神（去根）　甘草（炙）各一两

上为细末，每服二钱，食前用沸汤调服，仍兼进紫石英丸。

紫石英丸　治妇人血弱，子脏风冷凝滞，令人少子。

紫石英（煅，醋淬七次）　禹余粮（火煅，醋淬七次）各二两　熟地黄　紫葳　辛夷仁　桂心（不见火）　卷柏叶（醋炙）　牡蒙[1]　川续断（酒浸）　石斛（去根）　柏子仁（炒，别研）　川乌（炮，去皮）　川牛膝（炒，酒浸）　芎䓖　乌贼鱼骨（醋炙）　当归（去芦，酒浸）　牡丹皮（去木）　甘草（炙）各一两　桑上寄生　山药（锉，炒）　食茱萸[2]（炒）　细辛（洗去土叶）　干姜（炮）　人

---

〔1〕 牡蒙：《普济方》云“作牡荆子”，牡荆子，苦温，无毒。朱震亨云其治心痛及妇人白带。

〔2〕 食茱萸：亦名艾子、辣子，辛苦大热，无毒。其功同吴茱萸，但力劣尔。

参　厚朴（姜汁制，炒）各半两　天门冬（洗，去心）一两半

上为细末，炼蜜为丸，如梧桐子大。每服七十丸，加至一百丸，空心食前，用温米饮任下。恶寒者，用醋糊为丸亦佳。

阳起石丸　治丈夫真精气不浓，不能施化，是以无子。

阳起石（火煅红，研极细）　鹿茸（酒蒸，焙）　韭子（炒）　菟丝子（水淘净，酒浸，蒸焙，别研细末）　天雄（炮，去皮）　肉苁蓉（酒浸）各一两　覆盆子（酒浸）　石斛（去根）　桑寄生　沉香（别研）　原蚕蛾[1]（酒炙）　五味子各半两

上为细末，酒煮糯米糊为丸，如桐子大。每服七十丸，空心，盐汤、盐酒任下。

---

〔1〕原蚕蛾：性味咸温，有小毒。具有益精气，壮阳事，暖肾止泄精功用。

索　引

一　画

一字散　143

二　画

二圣散　149
二气丹　10
二母汤　135
二生汤　38
二芎饼子　142
二至丸　116
二香三建汤　3
二黄丸　34
二黄散　170
十灰丸　185，206
十奇散　167
十补丸　28
十神汤　8
十宣散　167
七皮饮　100
七枣汤　97
丁附散　53
丁香丸　157
丁香半夏丸　50
又方　139，154
九痛丸　81
妊娠半夏丸　189
人参胡桃汤　35
人参荆芥散　26
八珍散　204
八味顺气散　2
入药灵砂　52

三　画

三五七散　85
三仁丸　101
三圣丸　174
三生丸　142
三生饮　3
三白丸　114
三神丸　183
三神汤　148
三建汤　3
三黄丸　16
三棱煎丸　211
大七气汤　122
大五七散　85
大正气散　58
大圣散　194
大青汤　149
大岩蜜汤　208
大建中汤　129
大蓟汁饮　126
大蓟散　125

大腹皮散　104
大藿香散　51
万安散　96
山栀散　154
小七香丸　86
小芎辛汤　86
小甘露饮　135
小草汤　79
小续命汤　2，160，207
小蓟饮子　109

四　画

天门冬汤　125
天门冬饮子　198
天地煎　131
天雄散　85
无忧散　200
木瓜散　137
木通散　109
扎指法　155
太上混元丹　40
太仓丸　53
太清散　146
五加皮汤　136
五苓散　8
五香连翘汤　167
五套丸　37
五积散　9
五膈散　54
五噎散　54
双补丸　131
内托散　167
见现丸　202
水浸丹　10
升麻散　156
牛蒡子汤　148
乌龙膏　165
乌梅丸　69，127
丹砂丸　74
分清散　113
六合汤　212
六君子汤　22
六柱散　66
火轮丸　65
心丹　19
心肾丸　132

五　画

玉关丸　130
玉真丸　142
玉浮丸　51
玉液汤　86
艾姜丸　70
术附汤　83
戊己丸　65
龙齿丹　77
龙骨散　154
龙脑膏　147
石榴散　178
石斛汤　139

平安散 197
平肝饮子 56
四味阿胶丸 68
四柱散 65
四磨饮 34
生肌散 166
生胃丹 22
生葛散 155
加味五苓汤 65
加味七气汤 80
加味四斤丸 105
加味治中汤 66
加味理中汤 126
加味肾气丸 101
加味香薷饮 11，60，86，96
加减五苓汤 62
加减四物汤 177，186
加减地仙丹 5
加减肾气丸 106
加减槟榔汤 104
白丸 130
白术汤 31，135
白术附子汤 65
白石英汤 26
白矾散 149
白垩丸 187
白蔹丸 187
白薇丸 213
白薇散 195
瓜蒌实丸 54
冬葵子散 192
归凉节命散 192
归脾汤 78
玄参汤 29，138
玄参升麻汤 159
玄附汤 90
玄胡索汤 183，208
立安散 117
立应散 82
立效散 152
半夏丸 32
半夏汤 138
半硫丸 72
必胜散 160，161

六　　画

朴附汤 57
地仙散 41，79
地黄汤 136
芎术汤 86
芎乌散 143
芎归汤 86，210
芎苏散 196
芎芷膏 157
芎辛汤 141
芎香散 143
芎䓖汤 202
芎䓖补中汤 194
百合散 196
百花膏 32

白草霜散　160
矾灰散　75
夺命丹　201，203，207
夺命散　127
阳起石丸　29，186，215
导赤散　20
导痰汤　36
团参饮子　32
团参散　126
曲蘖丸　123
当归丸　69，212
当归羊肉汤　209
当归芍药散　195
当归饮子　180
当归煎　188
华盖散　33
竹叶汤　79，190
竹茹汤　51
竹茹膏　181
朱粉散　162
伏龙肝膏　126
红丸子　62，96
红膏药　166
如圣丸　191
如神散　160
如意丸　49
羊肝丸　146
羊肾丸　136
羊胫灰丸　112
决明子散　145
安肾丸　161
安胎散　192
安胎和气散　193
安荣散　194
壮脾丸　23

七　画

麦门冬饮　155
麦门冬汤　60，137，190
寿星丸　5，78
赤小豆汤　100
赤石脂散　37
赤芍药汤　51
赤茯苓汤　21，109
芙蓉丹　132
芜荑散　81
芡实丸　113，129
芪附汤　84
苍耳散　154，170
苍金沙散　170
苁蓉丸　151
抚芎汤　12
抑气散　183，214
豆附丸　15
杏子汤　31
杏仁饮　152
杏仁煎　35
杏仁膏　159
杏参饮　34
杏连散　147

杜仲丸 190
莱苏散 199
进食散 21
连翘丸 175
远志丸 76
远志饮子 135
还睛散 146
却痛散 81
阿魏丸 49，122
防风汤 119
灵砂丹 70
附子建中汤 22
附术汤 116
利膈汤 16
牡丹皮散 91
佛手散 191，201
皂子丸 174
皂角丸 73
谷疸丸 62
妙应丸 121
辛荑散 153
补心丸 19
补肾丸 146
补真丸 24
诃子饮 32
诃黎勒丸 27
牢牙散 160
羌附汤 12，85
羌活汤 13
羌活散 53
羌活附子散 53
冷补丸 28
冷香饮子 11
沉附汤 132
沉香磁石丸 86

八 画

青龙妙应丸 4
青金丹 52
青金散 157
青金膏 167
枣肉丸 70
抵圣汤 206
苦参汤 181
驻车丸 68
驱毒饮 161
驱邪散 196
虎骨散 13
虎胫骨酒 3
固肠丸 71
固精丸 113
固经丸 206
果附汤 97
昆布丸 174
鸣聋散 152
肥气丸 88
狗宝丸 165
经效阿胶丸 41
乳朱丹 94
乳豆丸 70

乳香膏　166，167
参附汤　133
参橘散　189
金沸草散　8
金铃子散　90
金液丸　198
炉甘石散　145
定喘丹　35
实脾散　99
卷柏丸　188
法丹　19，78
泽兰丸　213
治中汤　48
泻黄散　24
泻黄饮子　158

九　　画

枳壳丸　25，72
枳芎散　87
枳实汤　57
枳实柴胡汤　9
枯矾散　177
柏子仁汤　17，186
柿蒂汤　55
栀子仁丸　154
胡芦巴散　142
胡粉散　181
南星膏　173
赴筵散　157
茜根丸　69
茜根散　155
茸朱丹　132
茸附汤　133
茵陈汤　62
茵陈散　62
荜澄茄丸　22
茯苓汤　119
茯苓饮子　78
茯神汤　18，137
荠苨丸　106
韭子丸　29
威灵仙丸　73
星附汤　2
星香散　4
胃丹　24，52
胃风汤　64，68
省风汤　4
香苏散　8
香连丸　69
香茸丸　69
香盐散　161
香桂散　199，201
香梅丸　178
香棱丸　121
香膏　154
香墨汁　155
禹余粮丸　66
追毒丹　166
复元丹　99
胜金散　198，202

独圣汤 58
独活寄生汤 103，116，208
钟乳粉散 210
神乌丸 104
神异膏 180
神保丸 87
姜附汤 7，59
养正丹 35
养肝丸 146
养胃汤 95
前胡汤 138
宣气散 109
洞阳丹 15
洗法 60
济危上丹 209

十 画

秦艽饮子 63
秦皮散 146
桔梗汤 172
桂枝汤 83
桂枝乌头汤 90
桂香丸 58
换肌丸 6
都梁丸 143
莱菔饮 155
莽草散 161
破故纸丸 110
破结散 173
通草汤 109
通草膏 154
通经丸 212
通脉四逆汤 60
桑白皮散 145
桑寄生散 191
桑螵蛸散 195
柴胡散 18
鸭头丸 100
秘传香连丸 69
秘精丸 112
息贲汤 88
鸱头丸 93
射干丸 149
狼毒丸 90
胭脂散 152
胶艾汤 192
绛雪散 149
衮金丹 123
调中汤 205
调经散 203，204
烙肿法 160
粉红散 157
益荣汤 77
益智仁汤 90
消风散 197
消暑丸 83
涂脐膏 101
润肠丸 72

十 一 画

理中汤 50，59

理脾丸　112
推气散　87
排风汤　5，78
排脓散　172
控涎丸　94
救生散　190
黄犬肉丸　131
黄芩汤　135
黄芪丸　177
黄芪汤　84
黄芪饮子　39
黄芪酒　118
黄芪散　61
菊花散　142
菟丝子丸　110，133
蛇黄丸　94
猪肚丸　107
猪苓丸　113
猪腰子粥　210
续断汤　134
绿云散　156
麻仁丸　72，205
麻黄甘草汤　100
庵蕳丸　116
鹿血丸　133
鹿角丸　133
鹿角胶丸　110
鹿茸丸　28
鹿菟丸　132
旋覆花汤　51
旋覆半夏汤　189
断红丸　178
烧脾散　81
羚羊角散　134，196
渍法　60
清脾汤　96
清魂散　202
渗湿汤　12

十　二　画

琥珀丸　211
琥珀散　109，183
趁痛散　205
椒附丸　20
葵子汤　29
葶苈丸　99
葶苈散　34，172
葱附丸　142
萆薢丸　110
雄麝散　74
强中汤　57
疏凿饮子　99
犀角饮子　151
蛤蚧丸　40
紫石英丸　214
紫苏子汤　57
紫苏饮　194
紫苏麻仁粥　72
紫金膏　167
紫菀汤　138

紫菀茸汤 26
黑丸 130
黑丸子 48，68
黑龙丹 202，203，204，209
黑神散 201
黑锡丹 159
稀涎散 3
猬皮丸 176
惺神散 94
温肺汤 136
温胆汤 76
滑石散 63

十 三 画

椿皮丸 178
搐鼻法 3
葛根汤 62
蒲黄散 159
蒜连丸 178
蒙姜黄连丸 195
瑞莲丸 112
感应丸 66
硼砂散 149
蜗牛膏 177
蛾黄散 157
腽肭脐丸 130
脾约麻仁丸 101
脾积丸 122
愈痛散 81
锦节丸 126
解毒散 166
催生如意散 199
催生铅丹 199
塞耳丸 151

十 四 画

槟榔丸 27
槟榔汤 103
槟榔散 37，72
聚金丸 127
聚香饮子 89
碧雪 156
磁石丸 139
磁石散 151
酸枣仁丸 18
豨莶丸 4
缩泉丸 110
缩砂散 189
蜜导法 73
漏芦散 210

十 五 画

增损四物汤 203
熨法 91
鲤鱼烫 193
镇宫丸 185

十 六 画

橘皮汤 55
橘皮竹茹汤 25

橘杏丸　72，206
橘苏散　31
橘核丸　91
橄榄散　158
薏苡仁汤　137，158
蝎附丸　143
磨积丸　122

十八画以上

藕节饮　125
蟾蜍丹　170
蟾蜍散　161
鳖甲饮子　97
鳖甲地黄汤　39
霹雳夺命丹　200
麝香散　162
蠲痹丸　13
蠲痹汤　118

《中医经典文库》书目

一、基础篇

《内经知要》
《难经本义》
《伤寒贯珠集》
《伤寒来苏集》
《伤寒明理论》
《类证活人书》
《经方实验录》
《金匮要略心典》
《金匮方论衍义》
《温热经纬》
《温疫论》
《时病论》
《疫疹一得》
《伤寒温疫条辨》
《广温疫论》
《六因条辨》
《随息居重订霍乱论》
《濒湖脉学》
《诊家正眼》
《脉经》
《四诊抉微》
《察舌辨症新法》
《三指禅》
《脉贯》
《苍生司命》
《金匮要略广注》
《古今名医汇粹》
《医法圆通》

二、方药篇

《珍珠囊》
《珍珠囊补遗药性赋》
《本草备要》
《神农本草经》
《雷公炮炙论》
《本草纲目拾遗》
《汤液本草》
《本草经集注》
《药性赋白话解》
《药性歌括四百味》
《医方集解》
《汤头歌决》
《济生方》
《医方考》
《世医得效方》
《串雅全书》
《肘后备急方》
《太平惠民和剂局方》
《普济本事方》
《古今名医方论》
《绛雪园古方选注》
《太医院秘藏丸散膏丹方剂》
《明清验方三百种》
《本草崇原》
《经方例释》
《经验良方全集》
《本经逢原》
《得配本草》
《鲁府禁方》
《雷公炮制药性解》
《本草新编》
《成方便读》
《药鉴》
《本草求真》
《医方选要》

三、临床篇

《脾胃论》
《血证论》
《素问玄机原病式》
《黄帝素问宣明论方》
《兰室秘藏》
《金匮翼》
《内外伤辨惑论》
《傅青主男科》
《症因脉治》
《理虚元鉴》
《医醇賸义》
《中风斠诠》
《阴证略例》
《素问病机气宜保命集》
《金匮钩玄》
《张聿青医案》
《洞天奥旨》
《外科精要》
《外科正宗》
《外科证治全生集》
《外治寿世方》
《外科选要》
《疡科心得集》
《伤科补要》
《刘涓子鬼遗方》
《外科理例》

《绛雪丹书》
《理瀹骈文》
《正体类要》
《仙授理伤续断方》
《妇人大全良方》
《济阴纲目》
《女科要旨》
《妇科玉尺》
《傅青主女科》
《陈素庵妇科补解》
《女科百问》
《女科经纶》
《小儿药证直诀》
《幼科发挥》
《幼科释谜》
《幼幼集成》
《颅囟经》
《活幼心书》
《审视瑶函》
《银海精微》
《秘传眼科龙木论》
《重楼玉钥》
《针灸大成》
《子午流注针经》
《针灸聚英》
《针灸甲乙经》
《证治针经》
《勉学堂针灸集成》
《厘正按摩要术》
《饮膳正要》
《遵生八笺》
《老老恒言》
《明医指掌》
《医学从众录》
《读医随笔》
《医灯续焰》
《急救广生集》

四、医论医话医案

《格致余论》
《临证指南医案》
《医学读书记》
《寓意草》
《医旨绪余》
《清代名医医案精华》
《局方发挥》
《医贯》
《医学源流论》
《古今医案按》
《医学真传》
《医经溯洄集》
《冷庐医话》
《西溪书屋夜话录》
《医学正传》
《三因极一病证方论》
《脉因证治》
《类证治裁》
《医碥》
《儒门事亲》
《卫生宝鉴》
《王孟英医案》
《齐氏医案》
《清代秘本医书四种》
《删补颐生微论》
《医理真传》
《王九峰医案》
《吴鞠通医案》
《柳选四家医案》

五、综合篇

《医学启源》
《医宗必读》
《医门法律》
《丹溪心法》
《秘传证治要诀及类方》
《万病回春》
《石室秘录》
《先醒斋医学广笔记》
《辨证录》
《兰台轨范》
《洁古家珍》
《此事难知》
《证治汇补》
《医林改错》
《古今医鉴》
《医学心悟》
《医学三字经》
《明医杂著》
《奉时旨要》
《医学答问》
《医学三信篇》
《医学研悦》
《医宗说约》
《不居集》
《吴中珍本医籍四种》